# 抑郁障碍识别技术：
# 模型、方法与应用

洪日昌　著

合肥工业大学出版社

图书在版编目(CIP)数据

抑郁障碍识别技术:模型、方法与应用/洪日昌著. --合肥:合肥工业大学出版社,2025. --ISBN 978-7-5650-6945-1

Ⅰ.R749.4-39

中国国家版本馆 CIP 数据核字第 2024KJ4559 号

抑郁障碍识别技术:模型、方法与应用

YIYU ZHANGAI SHIBIE JISHU:MOXING、FANGFA YU YINGYONG

| 洪日昌 著 | 策划编辑 | 张 燕 马成勋 | 责任编辑 | 汪 钵 郭 敬 |

| 出 版 | 合肥工业大学出版社 | 版 次 | 2025 年 6 月第 1 版 |
| 地 址 | 合肥市屯溪路 193 号 | 印 次 | 2025 年 6 月第 1 次印刷 |
| 邮 编 | 230009 | 开 本 | 710 毫米×1010 毫米 1/16 |
| 电 话 | 理工图书出版中心:0551-62903004 | 印 张 | 11 |
| | 营销与储运管理中心:0551-62903198 | 字 数 | 191 千字 |
| 网 址 | press. hfut. edu. cn | 印 刷 | 安徽联众印刷有限公司 |
| E-mail | hfutpress@163.com | 发 行 | 全国新华书店 |

ISBN 978-7-5650-6945-1　　　　　　　　　　　定价:55.00 元

如果有影响阅读的印装质量问题,请与出版社营销与储运管理中心联系调换。

# 前　言

当今社会,抑郁障碍已成为影响人类健康的主要问题之一。据世界卫生组织统计,抑郁障碍是全球致残的主要原因,严重影响了人们的生活质量及社会功能。抑郁障碍不仅给人们带来了巨大的痛苦,还对家庭、社区及整个社会造成了严重的影响。因此,如何有效识别抑郁障碍,并为抑郁障碍患者提供及时的干预和治疗,成为社会各界亟待解决的问题。

随着人工智能、机器学习及大数据技术的快速发展,越来越多的智能化手段被应用于抑郁障碍的识别和诊断。本书旨在系统梳理和总结抑郁障碍识别领域的前沿技术与方法,探讨其在实际应用中的挑战和未来发展方向,力求通过对抑郁障碍识别技术的研究和应用,推动相关领域的发展,从而更好地服务于医疗和社会。

全书内容涵盖了抑郁障碍识别的理论基础、模型构建与算法设计、数据处理与特征提取以及抑郁障碍的识别系统等。这些内容不仅为研究人员提供了理论指导,还能帮助临床医生、心理学家等专业人士更深入地理解和应用这些前沿技术。

我们希望本书的出版能够为抑郁障碍的识别和干预提供新的思路和工具,也希望抑郁障碍患者能够从中受益,获得更多的支持和帮助。抑郁障碍的识别与治疗之路任重道远,愿我们共同努力,为这一全球性健康问题的解决贡献力量。

本书的出版得到了国家重点研发计划（2019YFA0706203，2023YFC2506800）的资助。在本书的出版过程中，参考了大量文献资料，也得到了许多同仁的帮助和支持，在此一并表示感谢。感谢那些在抑郁障碍识别研究领域做出杰出贡献的学者们，他们的宝贵成果为本书的写作提供了坚实的基础；感谢郭艳蓉、陈涛、吴晶晶、周致远、郭有为、刘积隆、张俊、杨炳新等人的帮助和支持，他们亦为本书的出版做出了贡献。由于时间仓促，加之作者水平有限，书中难免存在错误和疏漏之处，敬请广大读者批评指正！

著　者

2024 年 9 月

# 目　　录

# 第1章 研究背景与意义

## 1.1 研究背景

### 1.1.1 抑郁障碍检测的研究现状与挑战

心理健康是健康的重要组成部分,心理健康问题和精神卫生问题是关系经济社会发展和人民健康幸福的重大公共卫生问题和社会问题。党的十八大以来,以习近平同志为核心的党中央高度重视心理健康和精神卫生工作。习近平总书记在2016年全国卫生与健康大会上指出,要加大心理健康问题基础性研究,做好心理健康知识和心理疾病科普工作,规范发展心理治疗、心理咨询等心理健康服务;在党的十九大报告中指出,加强社会心理服务体系建设,培育自尊自信、理性平和、积极向上的社会心态;在党的二十大报告中再次强调,重视心理健康和精神卫生。习近平总书记的重要论述,为心理健康和精神卫生工作指明了方向,提供了根本遵循。此外,2022年1月,国家卫生健康委研究编制了《"十四五"卫生健康标准化工作规划》,其中重点工作包括"完善心理健康和精神卫生服务标准体系,探索建立伤害预防标准体系"。因此,心理健康问题的预防与监测,正受到社会各界的广泛关注。

抑郁障碍,作为心理健康问题中较常见的一种,影响着全球数百万人。其主要特征包括持续的情绪低落、对日常活动失去兴趣、食欲和体重的变化、失眠或嗜睡、精力减退、自我评价低、注意力不集中以及反复出现的自杀念头或行为。抑郁障碍不仅影响患者的心理健康,还会对其身体健康造成严重损害。抑郁障碍不仅对个人的生活质量造成严重影响,还会给家庭、工作和社会带来巨大负担。如果得不到及时和有效的治疗,抑郁障碍可能会导致长期的慢性病,甚至危及生命。

抑郁障碍的成因复杂,通常是遗传、心理和社会因素共同作用的结果。尽管抑郁障碍的治疗方法不断发展,包括药物治疗、心理治疗和综合治疗等,但早期识别和干预仍然是提高治疗效果的关键。早期的识别和干预可以显著提高患者的康复率,并减少抑郁障碍的长期负面影响。然而,抑郁障碍的早期识别一直是一项复杂的任务,因为其症状通常表现为多样且不明显,并且不同个体的症状表现也存在较大差异。

目前国内外对抑郁障碍的监测、筛查等多采用问卷法,即组织被试者填写心理健康量表,如国内普遍应用的症状自评量表(SCL–90)。虽然问卷法实施了几十年,也被心理学界广泛认可,但是,基于问卷的心理健康评价手段依然存在着不足之处。

(1)测量不及时。问卷法为非连续采样且测量频率受限,一方面,由于时间和人力成本限制,现行心理健康普查通常频率较低;另一方面,就研究结论的可靠性而言,问卷法的重复测量要保证时间间隔,通常要求间隔一个月以上。问卷法难以在时间刻度较短的情况下综合评估心理健康状态的时间变化趋势。

(2)测量不客观。传统心理健康量表由主观问题构成,难以精确地规避社会赞许效应,即应答者(被试者)根据量表的目的和社会的期望编制答案,出现欺骗性作答,以符合社会价值观或者研究者的期待。问卷测量无法精确控制应答者的认真程度,乱填、漏填现象比比皆是。

(3)测量不全面。由于问卷篇幅、测量时长的限制,应答者的生理和行为特征信息很难在同一份问卷中进行综合测量,特别是针对心理健康的三大方面,即情绪(焦虑、躁狂等)、意志(乐观、自我效能感等积极的个性品质)与认知(注意力等)等。

因此,我国目前缺乏系统、全方位、可以控制成本的心理健康监测和早期预警体系,这大大阻碍了心理健康相关政策的实施以及心理健康实践工作的系统开展。为了解决这一问题,亟待建立有效的心理健康监测与早期预警体系,推动心理健康管理从消极被动的"筛查治疗"模式向积极主动的"防治结合"模式转变。

鉴于心理健康评价和风险管理(如监测和预警等)具有重要的社会意义和研究意义,以及现行心理健康监测和预警体系的局限性,亟须发展和完善更加及时、客观、全面的监测手段。随着信息技术和人工智能的快速发展,基于客观生理数据的抑郁障碍识别方法逐渐成为研究热点。常见的客观生理数据包括语音问答、面部表情、步态信号等,它们可以从不同的角度和层次反映个体的心理状态。

考虑到抑郁障碍早期与生理、心理变化之间的复杂映射关系通常无法仅靠单一模态的数据来有效刻画,本书以构建面向生理、心理多模态数据的抑郁早期病症分层、分类精准识别方法为目标,主要研究多模态心理、生理数据的特征表示与融合方法,进而构建高效的分层、分类精准识别模型及其动态优化算法(见图 1 - 1)。通过综合分析多模态数据,更全面地捕捉抑郁障碍的早期特征,从而提高识别的准确性和可靠性,为抑郁障碍辅助治疗提供新思路。

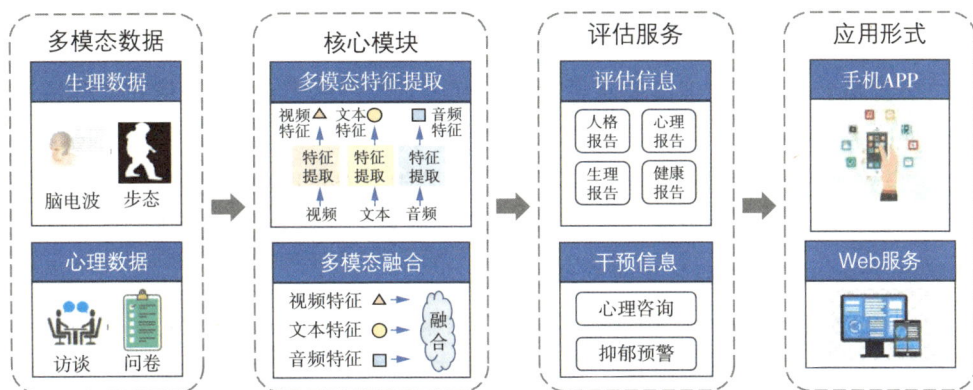

图 1 - 1　基于多模态的早期抑郁障碍识别核心框架

综上,基于多模态的抑郁障碍早期检测具有重要的研究意义,主要体现在以下几个方面。

(1)早期识别和干预。单一模态数据往往难以全面捕捉抑郁障碍的复杂表现,而多模态数据可以从多个维度提供更丰富的信息,例如,语音和面部表情可以反映个体的情绪状态,生理信号则可以提供压力和焦虑的客观指标。抑郁障碍的早期症状通常较为隐蔽,但多模态数据能够捕捉到一些早期的微妙变化,从而实现早期识别和干预。通过早期检测,人们可以及时采取有效的治疗措施,防止病情恶化,提高患者的康复概率。

(2)个性化诊疗。每个抑郁障碍患者的病情和表现形式各不相同,多模态数据可以帮助医生更全面地了解患者的具体情况,从而制定更具针对性和个性化的治疗方案,提高治疗效果。

(3)降低社会经济负担。抑郁障碍不仅给患者本人造成巨大痛苦,还会带来沉重的社会经济负担。基于多模态数据的早期检测可以有效减少抑郁障碍的发生率和复发率,从而降低医疗成本和社会经济负担。

(4)促进交叉学科的进步。多模态数据的研究可以推动心理健康领域的科学研究和技术进步,发展新的辅助检测工具和方法,为抑郁障碍的防治提供新的思路和手段。

基于多模态的抑郁障碍早期检测研究不仅在理论上具有重要意义,在实际应用中也有广阔的前景。通过整合多种数据,利用先进的人工智能技术,人们可以更全面、更精准地识别抑郁障碍,从而推动心理健康服务的进步和发展。

### 1.1.2　多模态早期抑郁障碍识别的困难及挑战

尽管基于多模态的抑郁障碍早期识别方法展现出巨大的潜力,但在实际应用中仍面临诸多挑战。

(1)数据的多样性与异质性。不同模态的数据具有不同的特性和维度,如何有效融合和处理这些异质数据是一个重要挑战。需要开发能够处理多模态数据的统一框架,以实现数据的有效集成和综合分析。

(2)数据质量与标注。当前多源医学数据来自多个碎片化数据源,呈现质量参差不齐的特点。来自多个碎片化数据源的实际精神、心理疾病数据呈现信息不完备的特点,存在特征与类标签缺失等问题。获取高质量的多模态数据需要大量的资源投入,且数据标注往往依赖专业知识。

(3)模型的鲁棒性与泛化能力。抑郁障碍的表现形式复杂多样,模型需要具备较强的鲁棒性和泛化能力,以适应不同个体和不同环境下的数据变化。

(4)实时性与适应性。在实际应用中,系统需要实时处理和分析多模态数据,以及时提供识别结果,这对系统的计算效率和资源管理提出了较高的要求。

本书旨在系统地探讨基于多模态数据的抑郁障碍早期识别技术,分析当前研究中面临的挑战和解决方案,展示最新的研究成果和应用案例。通过深入研究和探讨,希望为抑郁障碍的早期识别和干预提供理论基础和技术支持,从而推动精神健康领域的进步。

## 1.2　基于多模态的抑郁障碍早期识别技术未来的研究方向

基于多模态的抑郁障碍早期识别技术结合了文本、语音、面部表情、生理信号等多种数据源,利用先进的人工智能和机器学习技术,提供了新的抑郁障碍检测手段。尽管该领域已经取得了显著的进展,但未来的研究空间依然广阔。

(1)多源、多模态精神、心理疾病数据的特征提取与融合。当前多源的多模态医学数据来自多个碎片化数据源,呈现质量参差不齐的特点,来自多个碎片化数据源的实际精神、心理疾病数据呈现信息不完备的特点,存在特征与类标签缺失等问题,加剧了精神、心理疾病诊断与推理的难度。因此,当前的多模态数据的特征提取与融合的方法仍有改进空间。未来可以探索如何统一多源多模态低质精神、心理疾病数据的特征,并更高效地融合来自不同模态的数据,以最大限度地利用每种模态的信息,充分发挥先进的大模型来进行跨模态数据的统一表示和融合等。

(2)模型的鲁棒性与泛化能力。作为医疗领域新兴的辅助诊断工具,早期抑郁障碍识别模型的鲁棒性与泛化性至关重要。因此,未来可以进一步研究如何提高模型在面对不同数据噪声、模糊和其他干扰因素时的鲁棒性,包括开发更健壮的算法,使模型能够在现实场景中稳定运行。此外,研究如何提升模型的泛化能力,使其在不同数据集和不同人群中都能保持高效的识别性能也具备较大的研究意义。例如,使用更大规模和多样化的数据集进行训练,或者采用迁移学习和跨域学习的方法等。

(3)个性化与适应性。每个抑郁障碍患者的病情和表现形式各不相同,研究个性化抑郁障碍识别模型的方法,根据个体的独特特征和行为模式进行调整,有助于提升抑郁障碍早期识别的准确性。因此,个性化模型有助于制定更具针对性和个性化的治疗方案,提高治疗效果。此外,开发能够随时间自动调整的适应性学习算法,使模型能够随着用户的状态变化而不断更新和优化,这将有助于更及时地捕捉抑郁障碍的早期信号。

(4)多模态数据的获取与标注。探索如何更有效地获取高质量的多模态数据是一个亟待解决的问题,特别是在隐私保护和伦理问题方面。未来可以开发新的数据采集设备和方法,使得多模态数据的获取更加便捷、成本更低。此外,开发高效的半监督或无监督学习算法,减少对大规模人工标注数据的依赖,提高模型的训练效率也是一个值得研究的内容。自动化标注技术和主动学习是未来的研究方向。

(5)实时处理与系统集成。在实际应用中,系统需要实时处理和分析多模态数据,以及时提供识别结果,这对系统的计算效率和资源管理提出了较高的要求。现有的研究方法大多关注早期抑郁障碍检测的精度而忽略了系统的效率,因此,研究如何提高多模态抑郁障碍识别系统的实时处理能力,使其能够在实际应用中快速响应,是不可或缺的研究内容。例如,优化算法的计算效率,减少延迟,提高系统的响应速度。此外,将多模态抑郁障碍识别技术集成到实际的医疗和健康管理系统中,包括移动应用、可穿戴设备和远程医疗系统,提供全面的健康监测和管理服务,加速该技术的落地应用是一个长期的研究目标。

(6)伦理和隐私保护。保护病患的隐私是该研究不可忽视的问题。因此,需要开发保护用户隐私的技术,确保多模态数据的采集和处理过程符合伦理和法律要求。针对该方面,未来可以探索隐私保护计算、联邦学习等技术,在保护用户隐私的同时提高模型性能。同时,研究多模态抑郁障碍识别技术在伦理上的影响,确保技术的应用不会对用户造成负面影响,并推动相关法规和标准的制定。

(7)临床验证与应用。将多模态抑郁障碍识别技术应用于临床试验,验证其在实际医疗环境中的有效性和可靠性。通过与医疗机构的合作,收集真实数据,进一步优化和改进模型。围绕该领域的应用工程,研究如何将多模态抑郁障碍识别技术推广到更多的实际应用场景,包括学校、工作场所和社区健康管理,提升社会整体的心理健康水平。

综上,基于多模态的抑郁障碍早期识别技术具有广阔的发展前景和巨大的应用潜力。未来的研究需要在数据融合、模型鲁棒性、个性化、数据获取与标注、实时处理、伦理和隐私保护、临床验证与应用等方面不断探索和创新。通过多学科的合作和技术的进步,有望实现更高效、更准确的抑郁障碍早期识别,为心理健康领域带来新的希望。

# 1.3　常用数据集与评价指标

## 1.3.1　抑郁障碍数据集

### 1. DAIC‐WOZ 数据集

DAIC‐WOZ(Distress Analysis Interview Corpus‐Wizard of OZ)数据集[①]是一个心理健康和精神疾病诊断的临床访谈数据集。DAIC‐WOZ 数据集包含临床访谈中的焦虑、抑郁障碍以及创伤后应激障碍等心理疾病的信息。这些访谈数据是为了支持一个更大规模的研究项目而收集的,该项目的主要目标是开发一种先进的计算机代理系统,其功能包括心理疾病的识别以及与受访者的互动。

DAIC‐WOZ 数据集提供了多种类型的数据,包括音频、文本、视频以及问卷

---

① https://dcapswoz.ict.usc.edu/

结果。这些采访是由一个名叫 Ellie 的虚拟动画采访者进行的,而人类采访者则位于另一个房间通过操控 Ellie 来进行采访。这种虚拟采访方式使得研究人员能够更好地控制采访环境,并记录和分析受访者的反应。DAIC-WOZ 数据集共包括 189 个互动会话,每个会话的时长为 7~33 min,平均时长为 16 min。每个会话都包括互动记录、参与者的音频文件以及有关受访者面部特征的信息。这些数据的收集为人们研究心理困扰和精神疾病提供了宝贵的资源,有望改善相关疾病的诊断和治疗方法。

### 2. CMDC 数据集

CMDC 数据集[①]是由北京科技大学提出的一个具有半结构访谈功能的多模态抑郁障碍语料库。该语料库有助于推进基于信息技术的抑郁障碍辅助筛查,减轻社会医疗负担。该语料库的受访者包括 26 名来自北京安定医院的抑郁障碍患者和来自北京理工大学的 52 个健康对照组样本。值得注意的是,CMDC 数据集专门招募了以母语为汉语的参与者,以降低语言习得差异对研究结果的影响。

### 3. MODMA 数据集

MODMA(Multi-modal Open Dataset for Mental-disorder Analysis)数据集[②]是由兰州大学发布的一个多模态心理健康数据集,旨在支持精神障碍的分析和研究。

MODMA 数据集包括脑电数据和语音数据。脑电数据包括传统的 128 电极的脑电数据以及由可穿戴式 3 电极脑电采集装置获取的数据。这些不同类型的脑电信号有助于深入了解精神障碍与大脑活动之间的关系。此外,MODMA 数据集还收集了语音数据,这些数据是在采访、阅读和图片描述等过程中记录的,有助于研究人员分析精神障碍患者在不同语境下的语音特征。MODMA 数据集的多模态数据为研究精神健康问题提供了全面的信息,有望促进精神障碍的早期诊断、治疗和干预的研究,这对于提高精神健康领域的理论和实践具有重要意义。值得注意的是,为了更好地支持抑郁障碍的相关研究,本书利用音频转换工具将 MODMA 数据集的音频信号转录成文本,并进行人工检查,以确保数据的准确性和可用性。

### 4. EATD 数据集

EATD 数据集是由同济大学收集的心理健康数据集,旨在推动抑郁障碍识别

---

① https://ieee-dataport.org/open-access/chinese-multimodal-depression-corpus

② http://modma.lzu.edu.cn/data/index/

领域的研究进展。EATD 数据集的构建依赖于来自同济大学的 162 名学生志愿者，他们为该研究提供了音频和文本记录的采访数据。EATD 数据集的音频响应的总时长约为 2.26 小时，为深入研究抑郁障碍患者的声音和文本特征提供了有力支持。每名志愿者都需要回答三份随机选择的 SDS（抑郁自评量表），共包含 20 个项目，原始 SDS 分数可以从问卷结果中得出。研究人员通常会将原始 SDS 分数乘以 1.25 作为受试者的最终得分，当最终得分大于或等于 53 时，通常认为受试者患有抑郁障碍。根据 SDS 的评估结果，EATD 数据集中包含 30 名抑郁志愿者和 132 名非抑郁志愿者的信息。值得注意的是，数据集中音频持续时间极短的样本被排除在外，在此基础上，研究人员获得了 19 个抑郁障碍样本和 83 个健康样本。

### 1.3.2 评价指标

抑郁障碍评价指标用于衡量抑郁障碍识别模型的性能和效果。以下是一些常用的抑郁障碍评价指标。

（1）准确率（Accuracy，ACC）。准确率是指模型正确分类的样本数量占总样本数量的比例，即模型正确预测抑郁患者和非抑郁患者占总样本的比例，具体公式如下：

$$ACC = \frac{TP + TN}{TP + TN + FP + FN} \tag{1-1}$$

其中，TP 表示真正例（抑郁患者被正确识别为抑郁），TN 表示真负例（非抑郁患者被正确识别为非抑郁），FP 表示假正例（非抑郁患者被错误识别为抑郁），FN 表示假负例（抑郁患者被错误识别为非抑郁）。

（2）召回率（Recall，REC）。召回率是指模型正确识别抑郁患者的能力，也称为灵敏度。它是真正例的数量占所有抑郁患者的数量的比例，具体公式如下：

$$REC = \frac{TP}{TP + FN} \tag{1-2}$$

（3）精确率（Precision，PRE）。精确率是指真正例在所有被预测为抑郁的样本中的比例。它衡量了模型的阳性预测的准确性，具体公式如下：

$$PRE = \frac{TP}{TP + FP} \tag{1-3}$$

（4）特异度（Specificity，SPE）。特异度是指模型正确识别非抑郁患者的能力。它是真负例的数量占所有非抑郁患者数量的比例，具体公式如下：

$$SPE = \frac{TN}{TN+FP} \tag{1-4}$$

(5)F1 分数(F1 - Score)。F1 分数综合考虑了精确率和召回率的指标,通常用于平衡精确率和召回率,具体公式如下:

$$F1 = \frac{2 \times PRE \times RCE}{PRE + REC} \tag{1-5}$$

(6)均方误差(Root Mean Squared Error,RMSE)。均方误差是一种用于度量模型预测值和实际观测值之间差异的常见指标,广泛应用于回归问题中。它通过计算平方差的平均值来量化预测值和实际值之间的误差,具体公式如下:

$$RMSE = \sqrt{\frac{1}{N} \times \sum_{i=1}^{N}(y_i - \hat{y}_i)^2} \tag{1-6}$$

其中,$N$ 表示样本数量,$y_i$ 表示真实值,$\hat{y}_i$ 表示模型的预测值。

(7)ROC 曲线(Receiver Operating Characteristic Curve)。ROC 曲线是反映敏感度与特异性之间关系的曲线(见图 1 - 2)。横轴为 1 - 特异性,也称为假阳性率,横轴越接近零,准确率越高;纵轴为敏感度,纵轴越大代表模型性能越好。ROC 曲线主要用于可视化评估模型在不同阈值下的性能表现。

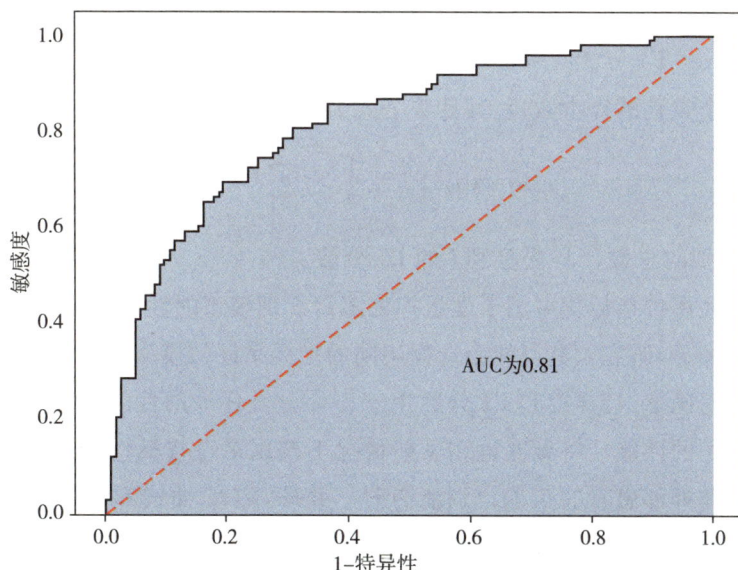

图 1 - 2　ROC 曲线

（8）AUC（Area Under Curve）。AUC 是 ROC 曲线下的面积，通常介于 0.5 和 1 之间。AUC 越接近 1，表示模型性能越好；AUC 等于 0.5，表示模型性能与随机猜测相当；AUC 小于 0.5，表示模型性能不佳。

在多类别分类任务中，模型性能的评估通常会使用多种指标来全面衡量模型的表现。常见的评估指标包括 Weighted – F1 分数、Micro – F1 分数和 Macro – F1 分数，它们都是基于 F1 分数的变体。

（1）Weighted – F1 分数。Weighted – F1 分数是对每个类别的 F1 分数进行加权平均，权重基于每个类别的样本数量，其计算公式为

$$\text{Weighted} - \text{F1} = \sum_{i=1}^{n} (w_i \times \text{F1}_i) \tag{1-7}$$

其中，$w_i$ 是类别 $i$ 的样本权重，通常是类别 $i$ 的样本数；$\text{F1}_i$ 是类别 $i$ 的 F1 分数。

（2）Micro – F1 分数。Micro – F1 分数是对所有类别的精确率和召回率进行全局计算，再计算 F1 分数。

$$\text{Micro} - \text{F1} = \frac{2 \times (\text{Macro} - \text{Precision} \times \text{Macro} - \text{Recall})}{\text{Macro} - \text{Precision} + \text{Macro} - \text{Recall}} \tag{1-8}$$

其中，Macro – Precision 表示根据每个类别的精确率求得的算术平均数；Macro – Recallge 表示根据每个类别的召回率求得的算术平均数。

（3）Macro – F1 分数。Macro – F1 分数是对每个类别的 F1 分数进行简单平均，而不考虑每个类别的样本数量，其计算公式为

$$\text{Macro} - \text{F1} = \frac{1}{n} \times \sum_{i=1}^{n} \text{F1}_i \tag{1-9}$$

其中，$n$ 是类别的总数，$\text{F1}_i$ 是类别 $i$ 的 F1 分数。

以上这些评价指标均可用于度量抑郁障碍识别模型的性能。在不同的应用场景和研究目标下，研究人员可能会选择不同的指标来评估模型的性能。通常，准确率、召回率、精确率、特异度和 F1 分数用于评估分类任务的性能，而均方误差用于度量回归问题的性能。特异度也在某些情况下被用来考查模型的性能，特别是在需要强调对非抑郁患者的正确识别能力时。此外，ROC 曲线和 AUC 是评估分类模型性能的重要工具，适用于处理被不平衡数据集或需要在敏感度和特异性之间取得平衡的情况。它们提供了一种直观的方法，可用于比较不同模型在不同阈值下的性能表现。

## 1.4　本书的组织与结构

本书旨在系统地探讨基于多模态数据的抑郁障碍早期识别技术,全面地介绍最新的研究进展,分析当前研究中面临的挑战和对应的解决方案,并介绍该领域的一些公开资源。全书主体内容包括小模型、提示学习与大模型、图神经网络、面向抑郁障碍早期识别的数据采集系统及多模态数据、软件实现介绍等。

# 第 2 章　小模型

## 2.1　概　述

小模型,通常指的是在结构上相较于大型深度学习模型更加简洁、参数量较少的模型。这类模型的设计旨在降低计算和存储的需求,使其能够在资源有限的环境中高效运行。小模型的核心优势在于其低功耗、高效率和较低的硬件要求,这使得其在移动设备、嵌入式系统和边缘计算等资源受限的场景中得到了广泛的应用。

在抑郁障碍检测领域,小模型的高效和轻量化特性使其成为一个重要的研究方向。传统的大型深度学习模型虽然在准确性和复杂特征提取方面表现出色,但其对计算资源和存储的需求也较高,这在许多实际应用场景中可能不切实际。小模型通过减少模型参数和简化结构,能够在有限的计算资源和存储空间中完成抑郁障碍检测任务,从而使得检测技术更加普及和便捷。

具体来说,小模型的优势包括计算效率高、存储要求低、实时性和可扩展性等。

(1)计算效率高。小模型由于参数较少和计算复杂度较低,能够在低功耗设备上快速运行,使得其在移动设备、智能穿戴设备等实时监测系统中得到了应用。

(2)存储要求低。小模型的参数量较少,对存储的要求较低,这使得它们能够在存储空间有限的设备上应用。

(3)实时性。由于计算和存储需求低,小模型可以实现快速响应,这对于实时抑郁障碍筛查和监测尤为重要。

(4)可扩展性。小模型的简化结构使得它们易于调整和扩展,以适应不同的应用场景和需求。

在抑郁障碍检测中,小模型能够利用较少的计算资源实现有效的检测功能,这不仅提高了技术的可及性,还使得抑郁障碍筛查可以在更多实际环境中得到应用。研究者们不断探索如何通过优化模型结构、改进特征提取方法和提升模型性能使得小模型在抑郁障碍检测中的表现更加卓越和可靠。这些研究不仅推动了抑郁障碍检测技术的发展,也为资源有限的环境下的健康监测提供了创新方案。

## 2.1.1　小模型在语音数据处理中的应用

　　语音数据提供了丰富的情感信息,人们可以通过分析语音的音调、语速、音量等特征来识别抑郁障碍。相关研究中,研究者们使用小模型对语音数据进行处理,以实现有效的抑郁障碍识别。例如,利用支持向量机(SVM)和随机森林(RF)等传统机器学习模型对提取的语音特征进行分类。这些小模型在一定程度上能够捕捉到语音中与抑郁相关的特征,并在有限的计算资源下完成抑郁障碍的初步筛查。

　　在具体应用中,研究者们往往先使用信号处理技术提取语音的基本特征,如梅尔频率倒谱系数(MFCC)、音高和音强等,然后通过小模型进行分类。例如,一项研究通过使用小型卷积神经网络(CNN)对语音特征进行分类,实现了较为精准的抑郁障碍识别。这些小模型能够在设备性能有限的情况下进行实时处理,为移动健康应用提供了可行的方案。

## 2.1.2　小模型在文本数据分析中的应用

　　文本数据分析在抑郁障碍检测中同样发挥了重要作用,分析受试者的书写或口述内容,可以揭示其情感状态和思维模式。相关研究中,研究者们采用了多种小模型来处理和分析文本数据。例如,朴素贝叶斯分类器(Naive Bayes Classifier)和逻辑回归模型(Logistic Regression Model)被广泛用于情感分类任务中,这些模型能够有效地分析文本中的情感极性,并识别抑郁障碍相关的语言特征。

　　此外,基于词袋模型(Bag of Words Model)或词嵌入(Word Embeddings)的特征表示方法,结合小型神经网络(如小型前馈神经网络等),也被用于抑郁障碍的文本分类。这些小模型能够通过识别文本中的负面情感词汇和情感模式提供有关抑郁障碍的初步诊断信息。

## 2.1.3　小模型在生理信号处理中的应用

　　生理信号数据,如心率变异性(HRV)、皮肤电导等,能够提供客观的生理指标,并反映抑郁障碍的生理变化。小模型在处理这些生理信号数据时显示出了良好的应用潜力。例如,使用决策树(Decision Tree)和 K 近邻算法(K - Nearest Neighbors,KNN)对生理信号数据进行分类,能够识别抑郁障碍的生理特征。这些模型能够在实时监测设备中嵌入,可提供持续的健康监测和早期预警。

综上所述，小模型在抑郁障碍检测中的应用已经展现出了其独特的优势和广泛的潜力。由于结构简单、参数量少，小模型能够在计算资源和存储有限的环境中高效运行。这一特点使得小模型在移动设备、智能穿戴设备等实际应用场景中得到了广泛的应用，尤其是在需要实时处理和快速响应的健康监测系统中。

## 2.2　基于语音回答层建模的层级多特征融合模型

### 2.2.1　引言

在不同的生理、心理信息中，音频由于其具有易获取性和有效性，已经被证明是一种可靠的用来进行抑郁障碍检测的模态。然而，通过语音模态构建抑郁障碍检测模型仍然存在一些挑战。首先，直接用长对话对抑郁障碍数据集进行建模会导致模型参数过多，并且数据中存在的一些与抑郁障碍指标无关的问题和回答会导致数据冗余。目前，大部分研究集中于通过对语音片段建模来解决这一问题。比如 Zhao 等人通过利用注意力机制分别对帧层和句子层上不同的重要性进行建模，取得了不错的效果，但是并没有针对不同回答的重要性进行建模。其次，与抑郁障碍高度相关的判别性特征深度潜藏于语音信号中，传统的分类器很难通过原始语音数据或者其手工提取的语音学特征分辨出抑郁障碍患者和正常人。最后，虽然通过构建语音学特征上的融合模型可以提高抑郁障碍检测的能力，但是具有不同维度的特征难以直接进行融合，而且有些语音学特征可能因为语音信号中存在噪声而被干扰。Othmani 和 Muzammel 等人用卷积神经网络分别将两种特征编码到一个固定长度的特征向量上，然后将它们级联送入全连接层获得最终的预测结果，但是这些工作中并没有探索多语音学特征融合的有效性和鲁棒性。

为了解决上述问题，本节提出了一种新的基于语音回答层建模的层级多特征融合模型。具体来说，基于语音回答层模型的构建是基于采访过程问答的特性。如图 2-1 所示，每个样本的语音由一系列的问题和回答组成，可以定义为 $x_i = \{q_{i,1}, a_{i,1}, \cdots, q_{i,n}, a_{i,n}, \cdots, q_{i,N}, a_{i,N}\}$，其中 $N$ 是问题的数量，$q_{i,n}$（$n \in [1, N]$，$n$ 为整数）表示第 $i$ 个受测者被问的第 $n$ 个问题，$a_{i,n}$ 是对于问题 $q_{i,n}$ 的回答。本节主要从语音信号的语音学特征中挖掘出与抑郁相关的线索，其中 $x_i$ 的问题部分 $q_{i,n}$ 与本节的研究目的无关。因此，根据转录和时间帧信息，本节将样本的语音数据划分为若干个片段,并将问题部分从 $x_i$ 中移除出去。重组的语音数据 $x_i' = \{a_{i,1}, \cdots,$ $a_{i,n}, \cdots, a_{i,N}\}$ 在回答层上表示,基于此可以有效地构建本节设计的层级融合框架,并且上述过程可以很容易实现,不需要任何额外的计算或存储负担。本节提出的模型在片段内融合和片段间融合这两个连续阶段中分层提取并融合抑郁障碍相关的特征。在片段内融合阶段,本节利用 CNN 对每种语音学特征编码为具有相同维度的深度表示,然后利用注意力机制在一个片段内融合不同的深度表示。在片段间融合阶段,进一步学习不同片段的重要性并自适应进行融合。总的来说,本节提出的层级模型主要有以下优势:第一,引入语音回答层建模去避免处理过长语音数据问题,并为后面的层级框架打下基础;第二,模型框架具有一定的灵活性,可以从不同数量、不同维度的语音学特征中提取深度表示特征;第三,两个阶段的融合策略有效地构建了初始的异构语音学特征和最终的判别性表示之间的映射联系。综上所述,本节的主要研究贡献如下:①基于抑郁障碍语音数据的问答性质,设计了语音回答层建模,在回答层重组原始语音数据,简单、有效地促进层级框架对片段内语音学特征和片段间重要性进行系统建模;②构建了新的端到端层级模型,可以逐步从不同语音学特征中提取判别性特征。该模型允许不同语音学特征参与,并基于两个阶段融合增强了模型对噪声的鲁棒性。

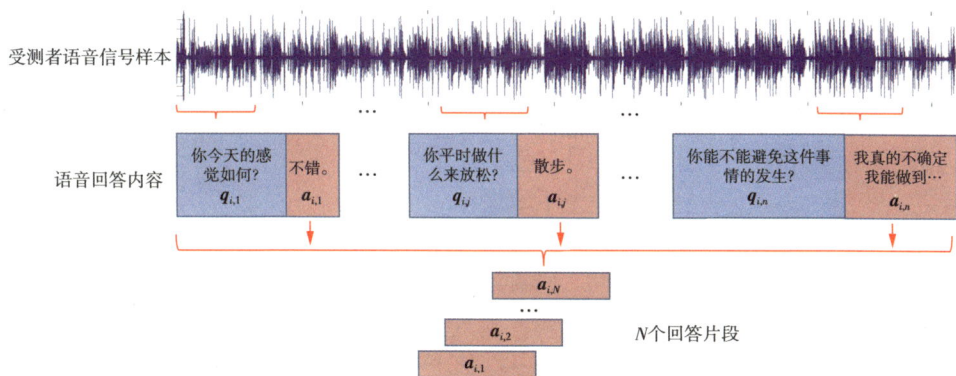

图 2-1　回答层分割

## 2.2.2　层级多特征融合模型

### 1. 模型概述

首先对语音抑郁障碍识别问题进行公式化定义。对于每个样本(受试者被采访的语音数据)$x_i$,基于映射函数 $f$ 得到输出 $y_i$,这里 $y_i$ 代表抑郁状态或正常精神状态标签:

$$y_i = f(\boldsymbol{x}_i), y_i \in \{0,1\} \qquad (2-1)$$

其中,$y_i = 1$ 代表抑郁状态,$y_i = 0$ 代表正常状态。

层级多特征融合模型框架如图 2-2 所示。对于一个样本的完整语音数据 $\boldsymbol{x}_i$,先利用回答层分割法根据问题和回答的时间帧信息将其划分为若干个语音片段。在去除 $\boldsymbol{x}_i$ 中的问题部分后,每个样本 $\boldsymbol{x}_i$ 可以被表示为 $\boldsymbol{x}_i' = \{\boldsymbol{a}_{i,1}, \cdots, \boldsymbol{a}_{i,n}, \cdots, \boldsymbol{a}_{i,N}\}$。然后,从每个片段 $\boldsymbol{a}_{i,n}$ 中提取 $K$ 种不同的语音学特征,形成一个特征集 $\boldsymbol{H}_{i,n} = \{\boldsymbol{H}_{i,n}^1, \cdots, \boldsymbol{H}_{i,n}^k, \cdots, \boldsymbol{H}_{i,n}^K\}(n \in [1,N], n$ 取整数),利用不同的 CNN 分别将不同特征编码为深度表示特征,这样得到一组深度表示 $\boldsymbol{V}_{i,n} = \{\boldsymbol{V}_{i,n}^1, \cdots, \boldsymbol{V}_{i,n}^k, \cdots, \boldsymbol{V}_{i,n}^K\}(n \in [1,N], n$ 取整数)。通过通道感知的注意力机制对深度表示 $\boldsymbol{V}_{i,n}$ 中的每一个特征 $\boldsymbol{V}_{i,n}^k$ 学习并分配不同的权重,最终 $\boldsymbol{V}_{i,n}$ 被压缩为一组特征向量 $\boldsymbol{C}_{i,n} = \{\boldsymbol{c}_{i,n}^1, \cdots, \boldsymbol{c}_{i,n}^k, \cdots, \boldsymbol{c}_{i,n}^L\}(n \in [1,N], n$ 取整数)。随后利用注意力机制层级地融合 $\boldsymbol{C}_{i,n}$,在特征层上得到回答的表示集合 $\boldsymbol{F}_i = \{\boldsymbol{f}_{i,1}, \cdots, \boldsymbol{f}_{i,n}, \cdots, \boldsymbol{f}_{i,N}\}$,再进一步在回答层上融合 $\boldsymbol{f}_{i,n}$ 得到第 $i$ 个样本的表示 $\boldsymbol{r}_i$。最后,利用一个由两层全连接层组成的简单分类器预测精神状态 $y_i$。

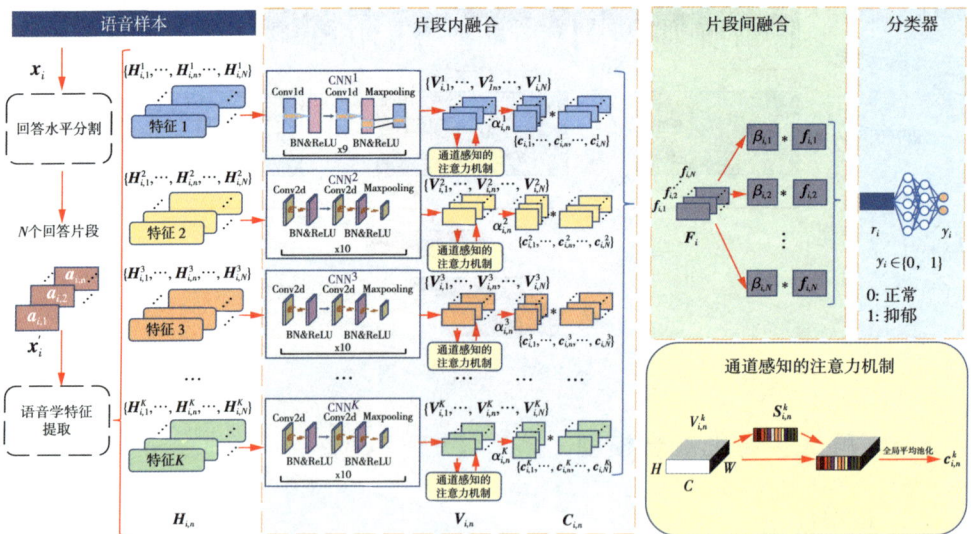

图 2-2　层级多特征融合模型框架

## 2. 片段内融合

基于 CNNs,片段内融合的目的在于对每个片段提取的多个语音学特征进行编码和融合,生成每个回答片段的特征表示。对回答片段 $\boldsymbol{a}_{i,n}$,首先提取不同种类的语音学特征,得到 $\boldsymbol{a}_{i,n}$ 的特征集 $\boldsymbol{H}_{i,n}$:

$$\boldsymbol{H}_{i,n} = \{\boldsymbol{H}_{i,n}^1, \cdots, \boldsymbol{H}_{i,n}^k, \cdots, \boldsymbol{H}_{i,n}^K\} \tag{2-2}$$

其中,$k$ 是语音学特征的数量,$n$ 是样本 $x_i'$ 中回答片段的索引。

然后,构建关于每一种语音学特征的 CNN 分支模型,目的在于将不同的语音学特征编码为具有统一维度的深度表示形式:

$$\begin{cases} \boldsymbol{V}_{i,n}^1 = \mathrm{CNN}^1(\boldsymbol{H}_{i,n}^1), \\ \qquad\cdots\cdots \\ \boldsymbol{V}_{i,n}^k = \mathrm{CNN}^k(\boldsymbol{H}_{i,n}^k), \\ \qquad\cdots\cdots \\ \boldsymbol{V}_{i,n}^K = \mathrm{CNN}^K(\boldsymbol{H}_{i,n}^K), \end{cases} \tag{2-3}$$

其中,$\boldsymbol{V}_{i,n}^k(k \in [1,K], K$ 取整数$)$ 表示回答片段 $\boldsymbol{a}_{i,n}$ 的第 $k$ 个 CNN 分支生成的第 $k$ 个深度特征表示。

具体来说,对于由 2D-CNNs 产生的输出 $\boldsymbol{V}_{i,n}^k \in \mathbf{R}^{H \times W \times C}$(其中 $H,W,C$ 分别表示 $\boldsymbol{V}_{i,n}^k$ 的高度、宽度和通道数),后面会进一步采用通道感知的注意力机制去提高特征表示通道的判别性,这样 $\boldsymbol{V}_{i,n}^k$ 沿着通道维度被给予不同的权重,并且被压缩为特征向量 $\boldsymbol{c}_{i,n}^k$:

$$\boldsymbol{c}_{i,n}^k = \mathrm{CWA}(\boldsymbol{V}_{i,n}^k) \tag{2-4}$$

这里 CWA 代表通道感知的注意力机制。

由于不同的特征 $\{\boldsymbol{H}_{i,n}^k\}$ 对于抑郁障碍检测任务的重要性不同,因此我们对得到的每种特征的深度表示向量 $\{\boldsymbol{c}_{i,n}^k\}$ 进一步估计权重:

$$\alpha_{i,n}^k = \frac{\exp(\boldsymbol{w}_1^{\mathrm{T}} \tanh(\boldsymbol{P}_1 \boldsymbol{c}_{i,n}^k))}{\sum\limits_{z=1}^{k} \exp(\boldsymbol{w}_1^{\mathrm{T}} \tanh(\boldsymbol{c}_{i,n}^z))} \tag{2-5}$$

其中,$\boldsymbol{w}_1^{\mathrm{T}}$ 和 $\boldsymbol{P}_1$ 是可学习的参数;$\alpha_{i,n}^k$ 表示对于回答片段 $\boldsymbol{a}_{i,n}$ 的第 $k$ 个特征向量的权值。$\{\boldsymbol{c}_{i,n}^1,\cdots,\boldsymbol{c}_{i,n}^k,\cdots,\boldsymbol{c}_{i,n}^K\}$ 同时由 $K$ 个 CNN 分支学习得到,然后利用加权融合得到回答片段表示 $\boldsymbol{f}_{i,n}$:

$$\boldsymbol{f}_{i,n} = \sum_{k=1}^{K} \alpha_{i,n}^k \boldsymbol{c}_{i,n}^k \tag{2-6}$$

### 3. 片段间融合

片段间融合的目的是在更高的语义层面对每个样本进行建模,而不是仅在分割的片段上建模。基于不同回答内容反映的抑郁障碍症状不同的假设,利用注意力机制学习不同回答内容的重要性,然后对每个样本回答内容的特征表示进行融合。与片段内融合中权值估计过程相似,本节计算了特征表示 $\{\boldsymbol{f}_{i,1},\cdots,\boldsymbol{f}_{i,n},\cdots,\boldsymbol{f}_{i,N}\}$ 的权值:

$$\beta_{i,n} = \frac{\exp(\boldsymbol{w}_2^{\mathrm{T}} \tanh(\boldsymbol{P}_2 \boldsymbol{f}_{i,n}))}{\sum_{z=1}^{N} \exp(\boldsymbol{w}_2^{\mathrm{T}} \tanh(\boldsymbol{f}_{i,n}^z))} \tag{2-7}$$

其中,$\boldsymbol{w}_2^{\mathrm{T}}$ 和 $\boldsymbol{P}_2$ 是可学习的参数。$\beta_{i,n}$ 表示样本 $\boldsymbol{x}_i'$ 第 $n$ 个回答片段的权值。整个样本 $\boldsymbol{x}_i'$ 的特征表示通过对回答片段特征向量 $\{\boldsymbol{f}_{i,1},\cdots,\boldsymbol{f}_{i,n},\cdots,\boldsymbol{f}_{i,N}\}$ 加权融合得到:

$$\boldsymbol{r}_i = \sum_{n=1}^{N} \beta_{i,n} \boldsymbol{f}_{i,n} \tag{2-8}$$

其中,$\boldsymbol{r}_i$ 表示每个样本最终的特征表示。

最后,利用一个由两层全连接层和 Rectified Linear Unit(ReLU)激活函数组成的简单分类器,基于 $\boldsymbol{r}_i$ 训练并预测最终的标签 $y_i$:

$$y_i = \mathrm{classifier}(\boldsymbol{r}_i) \tag{2-9}$$

### 4. 通道感知的注意力机制

本部分将介绍通道感知的注意力机制,其用于学习 CNNs 输出的不同通道之间的关系。在给定由 CNNs 生成的特征表示 $\boldsymbol{V}_{i,n}^k \in \mathbf{R}^{H \times W \times C}$ 的情况下,先利用全局平均池化对 $\boldsymbol{V}_{i,n}^k$ 完整的空间信息编码,从而得到在每个通道上全局特征:

$$z_{i,n}^k = \frac{1}{H \times W} \sum_{i=1}^{H} \sum_{i=1}^{W} \boldsymbol{V}_{i,n}^k(i,j) \tag{2-10}$$

再利用全连接层和 ReLU 激活函数,对 $\boldsymbol{V}_{i,n}^{k}$ 中的每个通道学习权值 $\boldsymbol{s}_{i,n}^{k} \in \mathbf{R}^{1 \times 1 \times C}$:

$$\boldsymbol{s}_{i,n}^{k} = \sigma(\boldsymbol{W}_2 \,\mathrm{ReLU}(\boldsymbol{W}_1 z_{i,n}^{k})) \tag{2-11}$$

其中,$\boldsymbol{W}_1 \in \mathbf{R}^{(\frac{C}{r}) \times c}$,$\boldsymbol{W}_2 \in \mathbf{R}^{(\frac{C}{r}) \times c}$,$r$ 是一个用来调节全连接层减少维度的超参数,从而可以降低模型的复杂度并提高模型的泛化能力。

最终,$\boldsymbol{V}_{i,n}^{k}$ 中的通道乘以权值 $\boldsymbol{s}_{i,n}^{k}$ 为不同通道分配权重,利用全局平均池化将特征表示在空间上压缩为特征向量 $\boldsymbol{c}_{i,n}^{k}$。

$$c_{i,n,\mathrm{ch}}^{k} = \frac{1}{H \times W} \sum_{H} \sum_{W} (\boldsymbol{s}_{i,n,\mathrm{ch}}^{k} \cdot \boldsymbol{V}_{i,n,\mathrm{ch}}^{k}) \tag{2-12}$$

这里 $\mathrm{ch} \in [1,C]$ 且取整数,表示 $\boldsymbol{V}_{i,n}^{k}$ 中每个通道的索引。

### 2.2.3　实验结果分析

本部分先介绍实验数据集,再介绍实验中使用的语音学特征以及实验设置细节和评价指标,最后展示本节提出方法的实验结果。一方面,将本节所提出的方法与其他基于语音的抑郁障碍识别方法进行比较;另一方面,通过实验验证本节所提出方法的灵活性,包括不同特征的组合实验、回答数量的分析、层级结构与全局建模的比较以及通道感知的注意力机制的作用。同时,还验证了本节所提出的模型对于存在噪声情况下的鲁棒性。实验时随机划分 10% 的数据用于验证和调整参数,最后在 DAIC‑WOZ 数据集的验证集上进行测试。

#### 1. 语音学特征

我们提取了四种类型的语音学特征(见表 2-1),分别是低级描述符(L)、语音词袋(B)、函数(F)和频谱(S)。低级描述符使用的是 MFCCs 和扩展的日内瓦声学参数集 ( extended Geneva Minimalistic Acoustic Parameter Set, eGeMAPS)。MFCCs 描述梅尔标度下的倒谱能量,由 FFT 功率谱计算出的 26 个梅尔带得出,其中帧大小为 25 ms,采样率为 10 ms,使用汉明窗口。eGeMAPS 是利用 Opensmile 工具包提取的特征集,其包含频率相关的特征(音调、抖动和共振峰),与能量相关的特征(微光、响度和谐波噪声比),频谱参数($\alpha$ 比率,hammarberg 比率,频谱斜率-500 Hz 和 500~1500 Hz,共振峰 1、2、3 相对能量),H1 - H2 和 H1 - A3之间的谐波差异及其函数,以及与语速相关的 6 个时间特征。语音词袋利用 openXBOW 工具包从 MFCCs 和 eGeMAPS 中计算得到。函数是由 MFCCs 和 eGeMAPS 计算的算术平均值和标准偏差。频谱可以看作语音信号的视觉表示,通过对语音信号进行短时傅里叶变换(STFT)获得。总的来说,低级描述符是语音信号在帧级别上的初始表示。语音词袋是从低级描述符中提取的语音单词。函数是从低级描述符得到的统计信息。频谱表示在时间上的频率幅度。这些语音学特征均为不同的语音分析任务中常用的特征。

表2-1 语音学特征

| 类型 | 描述 | 维度 |
|------|------|------|
| 低级描述符(L) | 语音信号在帧级别上的初始表示 | (8000,62) |
| 语音词袋(B) | 从低级描述符中提取的语音单词 | (1200,200) |
| 函数(F) | 低级描述符的统计信息 | (1200,124) |
| 频谱(S) | 在时间上的频率幅度 | (1000,513) |

在对每个语音片段 $a_{i,n}$ 提取语音学特征集 $H_{i,n}=\{H_{i,n}^1,\cdots,H_{i,n}^k,\cdots,H_{i,n}^K\}$ 后,对每种特征 $H_{i,n}^k$ 进行归一化和标准化操作,从而对使用的语音学特征统一数值范围,便于后续的片段内融合。此外,为了统一不同长度的语音学特征的维度,我们对低级描述符设置了最大长度即 8000 帧,将 MFCCs 和 eGeMAPS 沿着特征维度轴级联。对于比最大长度限制短的特征,我们进行了补零操作。因此,通过上述预处理操作后低级描述符的维度为 8000 帧、62 维。对于其他特征采取同样的预处理操作后,语音词袋为 1200 帧、200 维,函数为 1200 帧、124 维,频谱为 1000 帧、513 维。

### 2. 实验设置与评价指标

对于实验中模型参数的设置,我们根据低级描述符时序特性,采用 1D-CNN 去对其帧层上的信息进行建模。1D-CNN 包含 9 个卷积单元,每个卷积单元由 1D 卷积层、批标准化、ReLU 激活函数、Dropout 层和最大池化层组成,如图 2-3 所示。对于 1D-CNN 中的这 9 个卷积单元,从输入到输出端滤波器的数量依次被设置为 $C=[64,64,64,64,128,128,128,256,256]$。对 1D-CNN 的输出进行展平操作,输入到一个两层具有

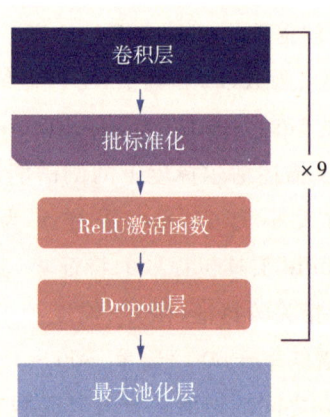

图 2-3 卷积单元结构

128 个隐藏单元的全连接层。

对于其他特征,我们采用 2D-CNN 学习语音词袋、函数和频谱学习的深度表示。2D-CNN 包含 10 个卷积单元,每个卷积单元由 2D 卷积层、批标准化、ReLU 激活函数、Dropout 层和最大池化层组成。对于 2D-CNN 中的这 10 个卷积单元,从输入到输出端滤波器的数量依次被设置为 $C=[64,64,64,64,128,128,128,256,256,256]$。对 2D-CNN 的输出进行全局池化操作,然后输入到一个两层具有 128 个隐藏单元的全连接层。

本节所提出的模型的融合特征表示长度为 128 维,通过输入到一个两层的全连接层(每层具有 128 个隐藏单元)获得最终的预测结果。此外,实验超参数训练迭代次数为 70,使用 Adam 优化器训练模型,批大小设置为 3。学习率设置为 $1 \times 10^4$,Dropout 设置为 0.2。整个模型包括各个 CNN 分支、模块、分类器等,均以端到端的形式统一进行训练。

### 3. 实验比较

表 2-2 展示了本节方法与其他基于语音的抑郁障碍识别方法的实验结果比较。从表 2-2 中可以看出,本节方法通过融合低级描述符、语音词袋、Functionals 和频谱取得了最高的 F1 分数,为 0.77。同时,MFCC 作为一种基础特征被广泛应用于语音抑郁障碍辅助诊断中。例如,Rejaibi 等人利用 MFCC 取得了 0.69 的 PRE、0.35 的 REC 和 0.46 的 F1 分数,尽管 PRE 数值相对较高,但是 REC 数值比较低。Williamson 等人通过结合 delta MFCC(dMFCC)和 Vocal Tract(VT)取得了 0.57 的 F1 分数。Othmani 等人构建了一个 MFCC 和频谱的融合框架,方法与本节方法在一定程度上相似,利用 CNN 分别对不同特征编码,然后进行后端融合。然而,这个方法只取得了 0.49 的 F1 分数,可能的原因在于模型直接利用片段上增强的特征,没有在更高的语义层面对数据进行建模。此外,Lam 等人利用 Log Mel-frequency Spectrogram(LMS)取得了最高的 PRE 数值(0.78),但对应的 REC 效果不理想;Ma 等人利用 LMS 取得了最高的 REC 数值(1.00),但对应的 PRE 效果不理想,因此最终的 F1 分数与本节方法相比更低。Valstar 等人使用 COVAREP(CVP)和 Alhanai 等人使用 HCVP 分别取得了 0.66 和 0.63 的 F1 分数,与本节方法相比较低。总的来说,与其他基于语音的抑郁障碍识别方法的实验结果相比,本节方法同时取得了较好的 PRE 和 REC 数值,因此最终取得了最高的 F1 分数。

表 2-2　本节方法与其他基于语音的抑郁障碍识别方法的实验结果比较

| 方法提出者 | 特征 | PRE | REC | F1 分数 |
|---|---|---|---|---|
| Williamson 等<br>(见参考文献[6]) | dMFCC - VT | — | — | 0.57 |
| Lam 等<br>(见参考文献[7]) | LMS | **0.78** | 0.58 | 0.67 |
| Alhanai 等<br>(见参考文献[5]) | HCVP | 0.71 | 0.56 | 0.63 |
| Valstar 等<br>(见参考文献[4]) | CVP | 0.63 | 0.69 | 0.66 |
| Ma 等<br>(见参考文献[1]) | LMS | 0.35 | **1.00** | 0.52 |
| Rejaibi 等<br>(见参考文献[3]) | MFCC | 0.69 | 0.35 | 0.46 |
| Othmani 等<br>(见参考文献[2]) | MFCC+S | — | — | 0.49 |
| 本节方法 | L+B+F+S | 0.71 | 0.83 | **0.77** |

注:加粗字体表示同一指标中的最高值。

### 4. 不同语音学特征组合的实验比较

本部分展示了本节所提出的模型在进行多特征融合实验时的有效性。由于层级多特征融合模型具有灵活性,因此语音学特征的数量和种类组合可以轻易实现。不同语音学特征组合的实验结果比较见表 2-3 所列。

表 2-3　不同语音学特征组合的实验结果比较

| 索引 | 特征 | PRE | REC | F1 分数 |
|---|---|---|---|---|
| 1 | L | 0.50 | 0.83 | 0.62 |
| 2 | B | 0.53 | 0.67 | 0.59 |
| 3 | F | 0.50 | 0.75 | 0.60 |
| 4 | S | 0.39 | 0.75 | 0.51 |
| 5 | L+B | 0.52 | **1.00** | 0.69 |

（续表）

| 索引 | 特征 | PRE | REC | F1 分数 |
|------|------|------|------|---------|
| 6 | L＋F | 0.60 | 0.75 | 0.67 |
| 7 | L＋S | 0.48 | 0.83 | 0.61 |
| 8 | B＋F | 0.47 | 0.67 | 0.55 |
| 9 | B＋S | 0.35 | 0.75 | 0.47 |
| 10 | F＋S | 0.36 | 0.67 | 0.47 |
| 11 | L＋B＋F | 0.48 | 0.83 | 0.61 |
| 12 | L＋B＋S | 0.61 | 0.92 | 0.73 |
| 13 | L＋F＋S | 0.48 | 0.92 | 0.63 |
| 14 | B＋F＋S | 0.34 | 0.83 | 0.49 |
| 15 | L＋B＋F＋S | **0.71** | 0.83 | **0.77** |

注：加粗字体表示同一指标中的最高值。

从表 2-3 可以观察到，对于单特征实验（索引 1～4），最高的 F1 分数（0.62）是由 L（索引 1）特征达到的，其 PRE 和 REC 分别为 0.50 和 0.83。对于两个特征融合实验（索引 5～10），最高的 F1 分数（0.69）是通过融合 L＋B（索引 5）获得的，其 PRE 和 REC 分别为 0.52 和 1.00，结果要优于单特征实验（索引 1）。对于三个特征融合实验（索引 11～14），通过融合 L＋B＋S（索引 12）取得了最高的 F1 分数（0.73），其 PRE 和 REC 分别为 0.61 和 0.92，结果优于两个特征融合实验。四个特征融合实验 L＋B＋F＋S（索引 15）在所有的实验设置中取得了最佳的效果。因此，从经验上可以得出结论，虽然特征种类数量的增加不一定能完全带来效果的提升（比如索引 5 和索引 6 中 F1 分数高于索引 11 中 F1 分数），但是大体上通过融合不同语音学特征对于抑郁障碍辅助诊断任务是更加有效的。

同时，从表 2-3 中也可以看出不同原始特征的重要性，可以发现包含 L 的特征组合在同等数量的特征组合中总是取得较好的表现。具体来说，在单特征建模实验中（索引 1～4），L 取得了 0.62 的 F1 分数，均优于 B（F1 分数为 0.59）、F（F1 分数为 0.60）、S（F1 分数为 0.51）。在两个特征融合实验中（索引 5～10），包含 L 的特征组合（L＋B、L＋F 和 L＋S）分别取得了 0.69、0.67 和 0.61 的 F1 分数，结果均优于没有 L 的特征组合（B＋F、B＋S 和 F＋S）。对于三个特征融合实验（索引 11～14），L＋B＋F、L＋B＋S 和 L＋F＋S 分别取得了 0.61、0.73 和 0.63 的 F1 分数,然而B+F+S只取得了0.49的F1分数。上述实验结果表明,L特征在抑郁障碍辅助诊断任务中有着更加重要的作用。

### 5. 不同回答片段数量实验比较

本部分对本节所提出的模型在不同回答片段数量下进行了实验分析,见表2-4所列。对每个样本,本节在使用L+B+F+S的设置下,选择了$N$个最长的回答片段进行回答层上的融合,其中$N=2,4,6,8,10$。

表2-4 不同回答片段数量影响

| 回答片段数量 | PRE | REC | F1 分数 |
| --- | --- | --- | --- |
| 2 | 0.48 | 0.92 | 0.63 |
| 4 | 0.44 | **1.00** | 0.62 |
| 6 | 0.59 | 0.83 | 0.69 |
| 8 | 0.62 | 0.83 | 0.71 |
| 10 | **0.71** | 0.83 | **0.77** |

注:加粗字体表示同一指标中的最高值。

从表2-4可以观察到,随着回答片段数量的增长,PRE不断增加,而REC大体上保持相对较高的水平,因此,F1分数大体上随回答片段数量增加保持增长的趋势。即随着模型对于输入数据感受视野的扩大,本节设计的回答层融合机制能利用更多的信息提取出与抑郁障碍相关的判别性特征,从而增强有效的特征表示,提升对于抑郁障碍诊断的能力。

### 6. 层级建模和全局建模实验比较

层级建模的一个优势是可以在数据的不同尺度上进行,比如可在帧层和片段层上进行建模,因此长序列数据可以被划分为若干个片段,从而有助于减少模型的参数数量。相比于层级建模,直接对全局长序列数据进行建模会导致创建过多参数的复杂模型,从而降低模型对于抑郁障碍检测的有效性。本章构建了两种模型来比较层级建模和全局建模的效果。第一个模型是本节提出的具有两层融合建模的模型,第二个模型是直接将整个样本数据$x_i'$作为输入构建一层建模模型。两个模型均基于单特征进行实验。

层级建模和全局建模的实验结果比较见表2-5所列。从表2-5可以看出,层级建模在REC和F1分数上均达到或者优于全局建模。此外,层级建模的模型参数量在 30 M 左右,而全局建模的模型参数量有大约 58 M,层级建模模型参数量只有全局建模模型参数量的一半左右。

表 2-5　层级建模和全局建模的实验结果比较

| 特征 | 全局建模 | | | 层级建模 | | |
|---|---|---|---|---|---|---|
| | PRE | REC | F1 分数 | PRE | REC | F1 分数 |
| L | 0.40 | 0.83 | 0.54 | **0.50** | 0.83 | **0.62** |
| B | 0.44 | 0.67 | 0.53 | **0.53** | 0.67 | **0.59** |
| F | 0.47 | 0.58 | 0.52 | **0.50** | **0.75** | **0.60** |
| S | **0.44** | 0.67 | 0.53 | 0.38 | **0.83** | 0.53 |
| 模型参数量 | 58 M | | | 30 M | | |

注:加粗字体表示两种建模方式在同一指标比较更优。

### 7. 通道感知注意力实验分析

为了验证通道注意力模块的有效性,本部分通过从层级多特征融合模型中移除通道注意力机制模块来进行消融分析。具体来说,移除通道注意力机制模块即对层级多特征融合模型中的每个 CNN 模块输出直接进行全局平均池化过程,从而压缩为特征向量 $c_{i,n}^k$。

通过对比加入通道注意力机制和去除通道注意力机制模块的模型效果(见表 2-6)可以看出,本节提出的模型在加入通道注意力机制后结果要优于去除通道注意力机制模块的模型。加入通道注意力机制模块的模型达到了 0.71 的 PRE、0.83 的 REC 以及 0.77 的 F1 分数,而去除通道注意力机制的模型达到了 0.62 的 PRE、0.83 的 REC 以及 0.71 的 F1 分数。通过该对比实验可以从经验上验证通道注意力机制在挖掘不同通道中的重要性,从而增强了最后融合特征的判别性。

表 2-6　模型是否具有通道注意力机制对比

| 方法 | PRE | REC | F1 分数 |
|---|---|---|---|
| 去除 CWA | 0.62 | 0.83 | 0.71 |
| 加入 CWA | **0.71** | **0.83** | **0.77** |

注:CWA 表示通道注意力机制;加粗字体表示同一指标中的最高值。

### 8. 模型鲁棒性实验分析

本部分通过实验验证本节提出的模型在面对原始语音信号中存在噪声的情况

下具有一定的鲁棒性。首先，在实验中对原始语音信号添加了信噪比（SNR）为 10 dB的高斯白噪声（WGN），并通过公式（2-13）度量不同语音学特征在添加噪声前后的变化：

$$s_k = \frac{1}{I} \sum_i \frac{1}{N} \sum_n \frac{1}{T} \sum_t \left( \frac{1}{1 + \parallel H_{i\_\mathrm{noise},n,t}^k - H_{i,n,t}^k \parallel_2} \right) \qquad (2-13)$$

其中，$s_k \in [0,1]$，表示针对第 $k$ 个特征度量平均欧式距离相似度；$i,n,t$ 分别表示样本、回答片段、时间帧的索引；$I,N,T$ 分别代表样本、回答片段、时间帧的总数量。

从表 2-7 中可以发现，本节使用的四类语音学特征在平均欧式距离相似度 $s_k$ 的度量下相似度均较低，这表示从纯净的原始语音信号中提取的语音学特征与从带有噪声的语音信号中提取的语音学特征变化较大。然而，本节所提出的模型在原始语音存在噪声的情况下，F1 分数仅下降了 0.01，说明本节所提出的模型不仅具有有效性，还具有一定的鲁棒性。

表 2-7  对抗噪声的鲁棒性

| 是否添加噪声 | PRE | REC | F1 分数 |
| --- | --- | --- | --- |
| 是 | 0.65 | **0.92** | 0.76 |
| 否 | **0.71** | 0.83 | **0.77** |
| 特征 | 欧式距离相似度 | | |
| MFCCs | 0.026 | | |
| eGeMAPs | 0.004 | | |
| B_MFCC | 0.319 | | |
| B_eGeMAPs | 0.236 | | |
| F_MFCCs | 0.030 | | |
| F_eGeMAPs | 0.006 | | |
| S | 0.388 | | |

注：加粗字体表示同一指标中的最高值。

## 2.2.4  小结

本节研究了挖掘语音数据的有效特征，从而用于抑郁障碍辅助诊断任务。基于采访数据的问答特性，对语音信号进行重组，处理为多个回答的片段。随后，本节设计了端到端的层级多特征融合框架，通过片段内原始语音信号中提取的多语音学特征融合,以及片段间多回答片段的深度融合,从而获得具有判别性的紧凑特征表示,准确地区分抑郁障碍患者以及正常人。在 DAIC-WOZ 数据集上的实验分析验证了本节提出的模型要优于其他基于语音的抑郁障碍辅助诊断模型,并且也验证了该模型的结构具有灵活性以及语音信号中存在噪声情况下的鲁棒性。

虽然本节提出的模型可以获得显著的效果,但存在两个缺点:第一,在数据集数量有限的情况下,多语音学特征融合可能会增加模型的复杂度,从而在抑郁障碍辅助诊断任务上容易出现过拟合的现象,影响模型的泛化能力;第二,基于语音单模态建模仍可能对抑郁障碍辅助诊断任务造成局限性。因此,如何利用其他模态信息进行补充,从而构建有效的多模态融合模型具有重要的意义。

## 2.3 基于细粒度提示学习的多层次抑郁状态检测

### 2.3.1 引言

抑郁障碍是一种常见的精神疾病,会给工作、人际关系和健康带来沉重负担。抑郁障碍的诊断方法主要包括填写自评量表和面对面的临床访谈,这些方法可能比较主观且耗时较长。自动抑郁检测(ADD)方法为抑郁障碍的辅助诊断提供了一种补充方式,可有效减少主观偏差。在众多 ADD 方法应用的不同数据模式中,使用文本检测抑郁障碍被认为是可靠和有效的。然而,目前基于文本的注意力缺失症研究仍存在一些问题。第一,一些基于文本的抑郁障碍检测方法依赖于回答文本或主观选择一些特定主题,只选择回答文本而放弃问题可能会遗漏问题文本中的关键信息,即使精心选择了一系列问题和答案,也可能存在局限性。第二,由于隐私问题,抑郁障碍检测的数据集通常较小,尤其是文本数据。因此,从不计其数的数据中提取辨别特征具有挑战性。第三,目前的抑郁障碍检测方法主要侧重于二级分类任务,以评估抑郁严重程度。相反,细粒度分类对于抑郁障碍的早期检测和及时干预更有价值。

为了解决上述问题,我们提出了一种基于细粒度提示学习的多层次抑郁状态检测方法(MDSD-FGPL),MDSD-FGPL 的框架如图 2-4 所示。关于第一个问题,在预处理阶段,我们直接利用访谈过程中的所有文本数据,而不是只利用答案或选定的有意义文本。所有文本数据都被简单地整理为问题-答案对。

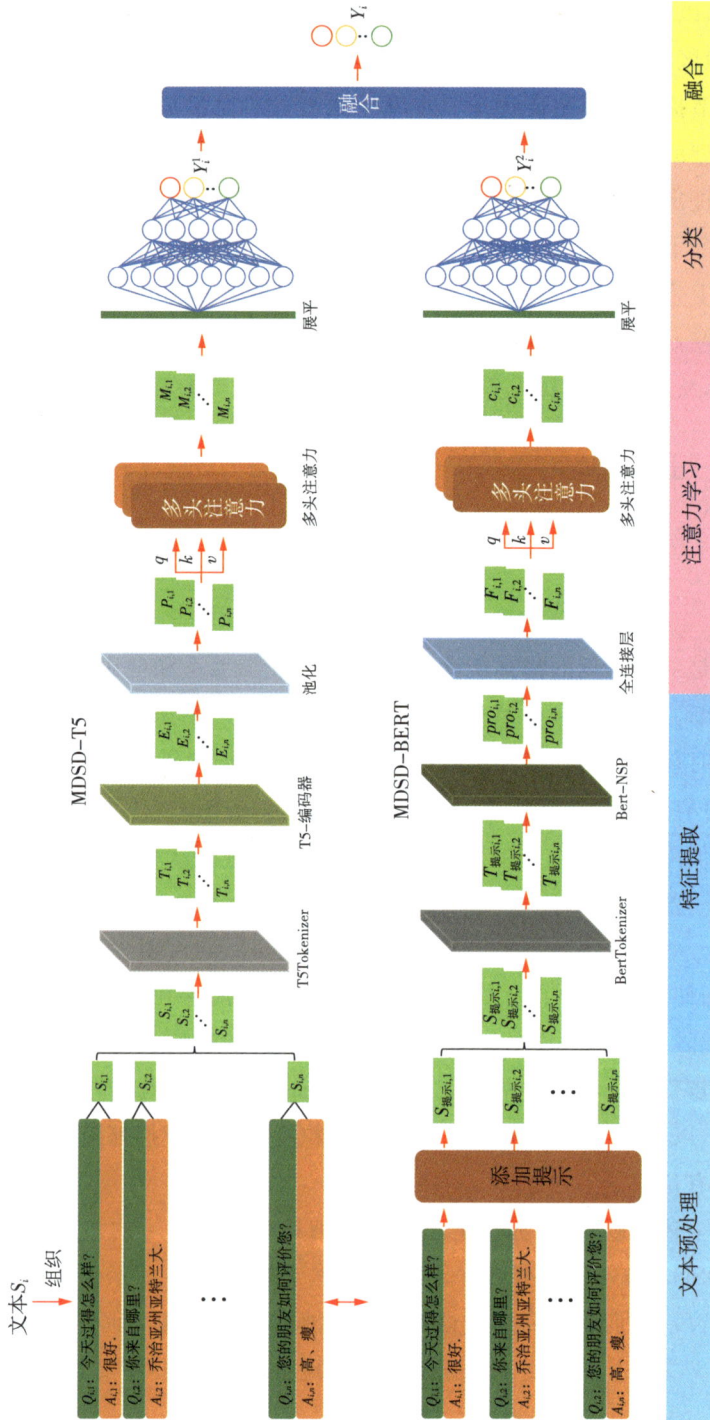

图2-4　MDSD-FGPL的框架

针对第二个问题,我们建立了两个分支,分别命名为 MDSD - T5(多层次抑郁状态检测- T5)和 MDSD - BERT(多层次抑郁状态检测- BERT),以便从有限的训练数据中全面提取与任务相关的特征。MDSD - T5 希望从文本中提取全面的语义特征,而 MDSD - BERT 则通过引入提示学习机制,重点提取与情绪相关的特征。同时使用这两个不同的分支,精心采用两种预训练模型,可以缓解有限数据带来的影响。

为了解决第三个问题,我们在应用中采用了多级分类。我们不再对所有样本进行二分,而是尝试将它们划分为三个级别或五个级别,划分更加精细。例如,在定义三级分类任务时,阳性类别(PHQ - 8≥10)表示抑郁,而阴性类别(PHQ - 8<10)又分为两类,即健康(0≤PHQ - 8≤4)和亚阈值(5≤PHQ - 8≤9)。亚阈值表示个体可能处于亚健康状态,有进一步发展的风险,值得关注。为了使 MDSD - BERT 分支对多级分类任务更具适应性,我们设计了根据类别呈现明显情感递进的提示。

本部分研究主要有两方面的贡献:①基于选定的预训练模型,双分支模型从有限的数据中充分挖掘了与任务相关的特征,所提出的模型可以处理多层次抑郁状态检测,在临床应用中更有价值。②本节提出的模型在 DAIC - WOZ 测试集上取得了令人满意的性能,在三级分类和五级分类细粒度检测中,MDSD - FGPL 的 Macro - F1 分数分别为 0.6438 和 0.4906,在二级分类检测中,模型的 F1 分数达到了 0.8276。

## 2.3.2　多层次抑郁状态检测模型

### 1. 模型概述

由于访谈的对话性质,某个受访者样本 $S_i$ 的文本数据由一系列问答对组成。通过映射函数 $f$,可获得其预测标签 $Y_i$:

$$Y_i = f(S_i) \in \{0, 1, \cdots, c-1\} \tag{2-14}$$

其中,$c$ 表示细粒度分类级别,$f$ 表示提出的 MDSD - FGPL 模型,$i$ 为受试样本数。

### 2. MDSD - T5 分支

对于某个受访者样本 $S_i$ 的文本数据,我们首先按时间戳进行拆分,然后按顺序对所有问答(Q 与 A)进行排序:

$$S_i = \{Q_{i,1}, A_{i,1}, Q_{i,2}, A_{i,2}, \cdots, Q_{i,n}, A_{i,n}\} \tag{2-15}$$

其中，$n$ 是问题-答案对的数量，不同的样本可能会有所不同。

在研究中，我们不会忽略问题部分，因此，问题 $Q_{i,1}$ 和答案 $A_{i,1}$ 使用特殊标记</s>连接起来，形成一个完整的句子 $S_{i,1}$。因此，$S_i$ 可以进一步表示为

$$S_i = \{S_{i,1}, S_{i,2}, \cdots, S_{i,n}\} \tag{2-16}$$

我们首先将 $S_{i,1}$ 输入 T5Tokenizer，得到标记化结果 $T_i$，接着将使用 T5 编码器获得编码结果 $E_i$：

$$E_i = T5 - Encoder(T5Tokenizer(S_i)) \tag{2-17}$$

在应用中，T5 - Encoder 由 12 个 Transformer 块组成，参数被冻结。随后，我们添加了一个最大池化层，以生成 $P_i$，目的是保留 $E_i$ 中的关键信息，避免过拟合。考虑到序列建模和语义关联方面的优势，与许多自然语言处理（NLP）研究工作一样，我们随后使用多头注意力捕捉不同问答对之间的依赖关系，得到文本特征表示 $M_i$：

$$M_i = Multi - Head\ Attention(Max - pooling(E_i)) \tag{2-18}$$

最后，我们对 $M_i$ 进行扁平化处理，将其送入一个由两个线性层组成的简单分类器，从而得到 MDSD - T5 分支的预测结果 $Y_i^1$。

### 3. MDSD - BERT 分支

为了构建 MDSD - BERT 分支，我们首先设计了一个从粗粒度到细粒度的提示句组，见表 2 - 8 所列。心理学研究表明，抑郁障碍会影响个体对情绪的表达和感知，并且抑郁障碍患者与非抑郁症患者在情绪偏好和调节策略方面存在差异。基于此，在文本预处理阶段，我们将这些情绪提示添加到原始问答对中，从而扩展了输入文本数据。具体来说，训练集、验证集和测试集中的每个问答对 $S_{i,n}$ 都要经过"添加提示"步骤，如图 2 - 5 所示。问答对被添加了一组相同的提示，表示为 Prompt = {Prompt$_1$, ⋯, Prompt$_c$}。这里，$c$ 是使用的提示数，与分类类别数相同。

表 2 - 8　MDSD - BERT 的提示句组

| 分类类型 | 提示句 |
| --- | --- |
| 二级分类 | I feel good/bad.（我感觉很好/不好。） |
| 三级分类 | I feel good/ok/bad.（我感觉很好/好/不好。） |
| 五级分类 | I feel great/good/ok/bad/terrible.（我感觉非常好/很好/好/不好/很糟糕。） |

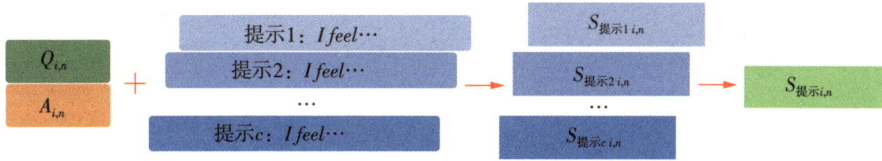

图 2 - 5　MDSD - BERT 中的"添加提示"

以三级分类为例,我们设计了三种类型的提示:正面的、中性的和负面的,$\text{Prompt}_1 = P_{\text{pos}}$,$\text{Prompt}_2 = P_{\text{neu}}$ 和 $\text{Prompt}_3 = P_{\text{neg}}$。它们作为每对问答的后续句子,从而得到 $\text{PS}_i$:

$$\text{PS}_i = \{(S_{\text{pos}\,i,1}, S_{\text{neu}\,i,1}, S_{\text{neg}\,i,1}), \cdots, (S_{\text{pos}\,i,n}, S_{\text{neu}\,i,n}, S_{\text{neg}\,i,n})\} \qquad (2-19)$$

其中,$S_{\text{pos/neu/neg}\,i,.} = [\text{CLS}] + Q_{i,.} + A_{i,.} + [\text{SEP}] + P_{\text{pos/neu/neg}}$。标记化后,使用预训练的 Bert - NSP 模型从 $\text{PS}_i$ 中获得情感一致性概率 $\text{Pro}_i$。

$$\text{Pro}_i = \text{Bert} - \text{NSP}(\text{BertTokenizer}(\text{PS}_i))$$

$$= \{\text{Pro}_{i,1}, \text{Pro}_{i,2}, \cdots, \text{Pro}_{i,n}\} \qquad (2-20)$$

其中,$\text{Pro}_{i,.} = (\text{ProS}_{\text{pos}\,i,.}, \text{ProS}_{\text{neu}\,i,.}, \text{ProS}_{\text{neg}\,i,.})$,$\text{ProS}_{\text{pos}\,i,.}$,$\text{ProS}_{\text{neu}\,i,.}$ 和 $\text{ProS}_{\text{neg}\,i,.}$ 分别代表 $S_{\text{pos}\,i,.}$,$S_{\text{neu}\,i,.}$ 和 $S_{\text{neg}\,i,.}$ 的情感一致性概率。表 2 - 9 选取了 DAIC - WOZ 数据集中的几个典型例子来说明情绪一致性的有效性,这些例子的抑郁得分与其提示类型一致。

值得注意的是,单个问答对的情感状态仍然不够充分,缺乏连续信息。因此,情感一致性概率 $\text{Pro}_i$ 通过线性变换被映射到更高维度的特征空间,提高了空间分辨率,从而得到 $F_i$:

$$F_i = \text{ReLU}(W \times \text{Pro}_i) + b \qquad (2-21)$$

其中 ReLU,$W$ 和 $b$ 分别为非线性激活函数、权重参数和偏置。然后 $F_i$ 被送入多头注意力模块,该模块与 MDSD - T5 分支中的模块类似,用于捕捉情绪变化信息。最后,在该分支中,一个带有双线性层的分类器会产生预测结果 $Y_i^2$。

### 4. 分支融合

通过观察 MDSD - T5 和 MDSD - BERT 的流水线,二者总体相似,但关键点不同。前者旨在直接利用原始文本数据提取更全面的特征,而后者则引入了提示学习过程,以充分挖掘情感的一致性。由于两者的互补作用,在最后阶段,我们将 MDSD - T5 和 MDSD - BERT 的预测结果进行融合,直接使用均值得到最终的分

类结果 $Y_i$:

$$Y_i = \frac{1}{2}(Y_i^1 + Y_i^2) \tag{2-22}$$

表 2-9　基于提示的句子-情感一致性示例

| 编号<br>(分数) | 句子:问题和回答 | 概率:I feel great/good/ok/bad/terrible<br>(我感觉非常好/很好/好/不好/很糟糕) |
|---|---|---|
| 300<br>([0,4]) | How are you doing today?（你今天过得怎么样?）<br>Good.（很好。） | 0.999996/0.999992/**0.999997**/<br>0.995717/0.998914 |
| 304<br>([5,9]) | What's it like for you living with them?（你和他们住在一起是什么感觉?）<br>It's fine,cost very little...（很好,例如花费很少等。） | 0.9999/0.999902/**0.999997**/<br>0.99979/0.999561 |
| 319<br>([10,14]) | What are you most proud of in your life?（你生活中最自豪的是什么?）<br>Like I said my kids I'm very proud of them.（我为我的孩子们感到骄傲。） | 0.999278/0.966688/**0.999954**/<br>0.045443/0.316097 |
| 309<br>([15,19]) | Is there anything you regret?（你有什么遗憾吗?）<br>Yeah,driving away my wife.（我把我妻子赶走了。） | 0.991493/0.995318/0.999925/<br>**0.999990**/0.999986 |
| 308<br>([20,24]) | When was the last time that happened?（上次发生这种事是什么时候?）<br>Last night I couldn't sleep.（昨晚我睡不着。） | 0.999462/0.999305/0.999838/<br>0.999784/**0.999931** |

注:加粗字体表示同一指标中的最高值。

### 2.3.3　实验结果分析

#### 1. 文本预处理和评价指标

我们只在训练集中对抑郁样本中的少数类进行了超采样,以解决类不平衡的问题。为了与其他方法进行比较,对于二级分类,我们选择了常用的评估指标,包括 PRE、ACC、REC、F1 分数和 Macro-F1 分数。对于细粒度分类,我们选择了

ACC、Weighted－F1 分数、Micro－F1 分数和 Macro－F1 分数。

### 2. 与其他方法的比较

表 2－10 报告了 DAIC－WOZ 数据集的二级分类的结果。总体而言，MDSD－FGPL 在验证集和测试集上都取得了不错的成绩。值得注意的是，在抑郁检测任务中，测试集的难度更大。此外，使用两个分支中的任何一个也能在验证集和测试集上获得令人满意的性能，在大多数情况下与其他方法相当或更好。表 2－11 报告了 DAIC－WOZ 数据集的细粒度分类结果。至于三级分类任务，由于缺乏公开结果，我们只将 MDSD－FGPL 与 MDSD－T5 和 MDSD－BERT 进行了比较。仍然可以看到，MDSD－FGPL 取得了较好的结果。至于五级分类任务，我们模型的三个版本都比 Milintsevich 等人提出的方法更好。分析表 2－10 与表 2－11，我们可以得出更进一步的结论：第一，当分类任务从粗粒度变为细粒度时，难度就会增加。具体来说，对于两个表格中都提到的方法，二级分类在所有评价指标下的性能都高于三级分类。三级分类和五级分类任务之间也有类似的趋势。这些结果从经验上验证了细粒度分类可能更具挑战性。第二，在大多数情况下，MDSD－FGPL 的性能要优于单纯使用 MDSD－T5 或 MDSD－BERT，这表明了我们在模型末端融合两个分支的有效性。

表 2－10 DAIC－WOZ 数据集的二级分类结果

| 模型 | 验证集 | | | | | 测试集 | | | | |
|---|---|---|---|---|---|---|---|---|---|---|
| | ACC | REC | PRE | F1 分数 | Macro－F1 分数 | ACC | REC | PRE | F1 分数 | Macro－F1 分数 |
| Milintsevich 等（见参考文献[8]） | — | — | — | — | 0.798 | — | — | — | — | 0.739 |
| Niu 等（见参考文献[9]） | — | 0.82 | 0.7 | 0.77 | — | — | — | — | — | — |
| Rohanian 等（见参考文献[10]） | — | — | — | — | — | — | 0.68 | 0.69 | — | |
| Lam 等（见参考文献[7]） | — | 0.75 | **0.82** | **0.78** | — | — | — | — | — | — |
| Guo 等（见参考文献[11]） | 0.788 | **0.833** | 0.667 | 0.741 | — | 0.739 | 0.786 | 0.55 | 0.647 | — |
| Li 等（见参考文献[12]） | — | — | — | — | 0.789 | — | — | — | — | 0.7834 |

（续表）

| 模型 | 验证集 | | | | | 测试集 | | | | |
|------|-----|-----|-----|----------|----------------|-----|-----|-----|----------|----------------|
| | ACC | REC | PRE | F1<br>分数 | Macro－F1<br>分数 | ACC | REC | PRE | F1<br>分数 | Macro－F1<br>分数 |
| Agarwal 等<br>（见参考文献[13]） | — | — | — | — | 0.69 | — | — | — | — | 0.73 |
| MDSD－T5 | **0.8182** | 0.75 | 0.75 | 0.75 | 0.8036 | 0.8478 | **0.8571** | 0.7059 | 0.7742 | 0.8297 |
| MDSD－BERT | 0.7879 | **0.8333** | 0.6667 | 0.7407 | 0.7806 | 0.8696 | **0.8571** | 0.75 | 0.8 | 0.8516 |
| MDSD－FGPL | **0.8182** | **0.8333** | 0.7143 | 0.7692 | **0.8096** | **0.8913** | **0.8571** | **0.8** | **0.8276** | **0.8741** |

注：加粗字体表示目前对比各种相关工作的最好结果。

**表 2－11　DAIC－WOZ 数据集的细粒度分类结果**

| 三级分类 | | | | | | | | |
|------|-----|-----|-----|-----|-----|-----|-----|-----|
| 模型 | 验证集 | | | | 测试集 | | | |
| | ACC | Weighted－<br>F1 分数 | Micro－<br>F1 分数 | Macro－<br>F1 分数 | ACC | Weighted－<br>F1 分数 | Micro－<br>F1 分数 | Macro－<br>F1 分数 |
| MDSD－T5 | **0.697** | **0.6836** | **0.697** | **0.5849** | 0.6522 | 0.6529 | 0.6522 | 0.6374 |
| MDSD－BERT | 0.6364 | 0.6535 | 0.6364 | 0.55 | 0.6522 | 0.6541 | 0.6522 | 0.6383 |
| MDSD－FGPL | 0.6667 | 0.6581 | 0.6667 | 0.5589 | **0.6739** | **0.6677** | **0.6739** | **0.6438** |

| 五级分类 | | | | | | | | |
|------|-----|-----|-----|-----|-----|-----|-----|-----|
| 模型 | 验证集 | | | | 测试集 | | | |
| | ACC | Weighted－<br>F1 分数 | Micro－<br>F1 分数 | Macro－<br>F1 分数 | ACC | Weighted－<br>F1 分数 | Micro－<br>F1 分数 | Macro－<br>F1 分数 |
| Milintsevich 等<br>（见参考文献[8]） | — | — | 0.503 | 0.237 | — | — | 0.468 | 0.270 |
| MDSD－T5 | **0.5455** | 0.4859 | **0.5455** | 0.4772 | 0.5217 | 0.4956 | 0.5217 | 0.4531 |
| MDSD－BERT | 0.5152 | 0.5134 | 0.5152 | **0.5299** | 0.413 | 0.4159 | 0.413 | 0.4589 |
| MDSD－FGPL | 0.5152 | **0.5243** | 0.5152 | 0.5143 | **0.5435** | **0.5259** | **0.5435** | **0.4906** |

注：加粗字体表示目前对比各种相关工作的最好结果。

　　我们进一步对 PHQ－8 评分回归进行了实验，表 2－12 报告了 DAIC－WOZ 数据集的回归结果比较。从表 2－12 可以看出，MDSD－FGPL（回归）性能总体上与 Milintsevich 等人提出的方法性能相当,甚至更好。值得注意的是,对于MDSD - FGPL(回归),按照 Milintsevich 等人的研究,我们也生成了其版本的二级分类、三级分类和五级分类结果,这些结果是根据回归分数直接标注的。上述结果表明,PHQ - 8 评分回归仍然是一项极具挑战性的任务,从另一个角度看,这也可以看作一种极为精细的分类。因此,在模型构建过程中需要特别注意。

表 2 - 12　DAIC - WOZ 测试集的回归结果比较

| 模型 | PHQ - 8 评分回归 | | 二级分类 | | 三级分类 | | 五级分类 | |
|---|---|---|---|---|---|---|---|---|
| | MAE ↓ | Macro - MAE ↓ | Micro - F1 分数 | Macro - F1 分数 | Micro - F1 分数 | Macro - F1 分数 | Micro - F1 分数 | Macro - F1 分数 |
| Milintsevich 等 (见参考文献[8]) | **5. 03** | 5. 69 | 0. 681 | 0. 584 | — | — | 0. 289 | 0. 135 |
| 回归 | 5. 2826 | **5. 1588** | **0. 8478** | 0. 784 | 0. 3913 | 0. 3689 | 0. 2826 | 0. 1547 |
| 分类 | — | — | — | **0. 8741** | **0. 6739** | **0. 6438** | **0. 5435** | **0. 4906** |

注:MAE 和 Macro - MAE 是用于回归分析的评价指标;加粗字体表示目前对比工作的最好结果。

### 3. 与其他预训练语言模型的比较

我们还研究了使用不同预训练语言模型(PLM)的效果,表 2 - 13 中的结果是基于单分支抑郁检测模型结构得出的,而表 2 - 14 中的结果则是通过融合双分支抑郁预测得出的。具体来说,当我们用 BERT、RoBERTa 或 ELECTRA 替换 T5时,MDSD - T5 分支的 Macro - F1 分数值并没有得到改善。同样,当我们用经过SOP 训练(句序预测)的 ALBERT 代替 Bert - NSP 时,三个任务中的性能都有所下降。当这两个分支都被其他 PLM 替代时,从表 2 - 14 中也可以观察到类似的趋势。上述结果从经验上验证了所选 PLM 在应用中的实用性。

表 2 - 13　单分支抑郁检测下不同 PLM 的 Macro - F1 分数

| 分类类型 | MDSD - T5 | | | MDSD - BERT |
|---|---|---|---|---|
| | T5→BERT | T5→RoBERTa | T5→ELECTRA | BERT→ALBERT |
| 二级分类 | 0. 7811(↓0. 0486) | 0. 7262(↓0. 1035) | 0. 7003(↓**0. 1294**) | 0. 6268(↓0. 2248) |
| 三级分类 | 0. 5807(↓0. 0567) | 0. 4972(↓0. 1402) | 0. 4787(↓**0. 1587**) | 0. 4033(↓0. 235) |
| 五级分类 | 0. 3527(↓0. 1004) | 0. 3382(↓0. 1149) | 0. 3226(↓**0. 1305**) | 0. 2733(↓0. 1856) |

注:→表示由左边替换成右边的;加粗字体表示目前对比工作的最好结果。

表 2 - 14　双分支抑郁检测下不同 PLM 的 Macro - F1 分数

| 分类<br>类型 | MDSD - FGPL | | |
| --- | --- | --- | --- |
| | MDSD - T5<br>(T5→BERT)<br>MDSD - BERT<br>(BERT→ALBERT) | MDSD - T5<br>(T5→RoBERTa)<br>MDSD - BERT<br>(BERT→ALBERT) | MDSD - T5<br>(T5→ELECTRA)<br>MDSD - BERT<br>(BERT→ALBERT) |
| 二级分类 | 0.7061($\downarrow$0.168) | 0.6904($\downarrow$**0.1837**) | 0.6929($\downarrow$0.1812) |
| 三级分类 | 0.5438($\downarrow$0.1) | 0.5468($\downarrow$0.097) | 0.4198($\downarrow$**0.224**) |
| 五级分类 | 0.3294($\downarrow$0.1612) | 0.3364($\downarrow$0.1542) | 0.2547($\downarrow$**0.2359**) |

注：→表示由左边替换成右边的；加粗字体表示目前对比工作的最好结果。

### 4. 消融研究

#### 1）提示句的设计

我们进行了实验来研究提示句的影响。为简单起见，所有结果都是基于二级分类得出的，见表 2 - 15 所列。一方面，通过比较没有提示句的第 0 组和有提示句的其他四组可以看出，引入提示句有助于提高整体性能。另一方面，我们可以看出提示句的设计值得仔细斟酌。具体来说，提示句的长度对整体成绩有明显的影响，在应用中，提示句的长度既不能太短（长度为 1），也不能太长（长度为 6、10）。此外，通过研究第 2 组的详细提示句，可以明显看出语义清晰的关键词（如很好/不好）更有用。总之，在抑郁障碍检测任务中，设计简洁明了的句子作为提示句会更有效。

表 2 - 15　不同提示句的影响

| 序号 | 组（长度）：提示格式 | 提示句 | F1 分数 |
| --- | --- | --- | --- |
| 0 - 0 | 组 0（长度＝0）：无提示 | — | 0.6452 |
| 1 - 1 | 组 1（长度＝1）：<br>Positive/Negative.（积极/消极。） | Good/bad.（我很好/不好。） | **0.6486** |
| 1 - 2 | | Great/terrible.（非常好/糟糕。） | 0.6061 |
| 1 - 3 | | Happy/sad.（快乐/悲伤。） | 0.5517 |
| 1 - 4 | | Joyful/gloomy.（快乐/沮丧。） | 0.5652 |
| 2 - 5 | 组 2（长度＝3）：<br>I feel positive/negative.<br>（我感到积极/消极。） | I feel good/bad.<br>（我感到很好/不好。） | **0.8** |
| 2 - 6 | | I feel great/terrible.<br>（我感到非常好/糟糕。） | 0.7407 |
| 2 - 7 | | I feel happy/sad.<br>（我感到快乐/悲伤。） | 0.6667 |
| 2 - 8 | | I feel joyful/gloomy.<br>（我感到快乐/沮丧。） | 0.549 |

（续表）

| 序号 | 组(长度):提示格式 | 提示句 | F1 分数 |
|---|---|---|---|
| 3-9 | | I am in a good/bad mood.<br>(我心情很好/不好。) | 0.6471 |
| 3-10 | 组 3(长度＝6):<br>I am in a positive/negative mood.<br>(我感到积极/消极。) | I am in a great/terrible mood.<br>(我心情非常好/糟糕。) | **0.6897** |
| 3-11 | | I am in a happy/sad mood.<br>(我感到快乐/悲伤。) | 0.6667 |
| 3-12 | | I am in a joyful/gloomy mood.<br>(我感到快乐/沮丧。) | 0.6486 |
| 4-13 | | I am feeling really good/bad today, everything is going well/bad.<br>(我今天感到很好/不好,一切都很好/不好。) | 0.5882 |
| 4-14 | 组 4(长度＝10):<br>I am feeling really positive/negative today,everything is going well/bad.<br>(我今天感到积极/消极,一切都很好/不好。) | I am feeling really great/terrible today,everything is going well/bad.<br>(我今天感到非常好/糟糕,一切都很好/不好。) | **0.6486** |
| 4-15 | | I am feeling really happy/sad today,everything is going well/bad.<br>(我今天感到快乐/悲伤,一切都很好/不好。) | 0.6061 |
| 4-16 | | I am feeling really joyful/gloomy today,everything is going well/bad.<br>(我今天感到快乐/沮丧,一切都很好/不好。) | 0.56 |

注:加粗字体表示目前对比工作的最好结果。

### 2)问题是必要的

为了证明联合使用问题和答案的实用性,我们还进行了消融研究,在建立模型时删除了所有问题部分。图 2-6 为问题部分的影响,由图 2-6 我们可以得出以下几点结论:第一,没有问题数据的模型在所有情况下都会产生性能下降。这背后的原因可能是许多问题包含了与心理状态相关的重要信息。例如,在 DAIC-WOZ 数据集中,经常会问一些关于创伤后应激障碍诊断、抑郁障碍和睡眠质量的问题,如果去掉这些问题,只留下“是”或“否”这样的答案,将毫无意义。第二,我们可以发现,融合两个分支比只使用一个分支的效果更好。第三,细粒度分类任务比二级分类任务更难。

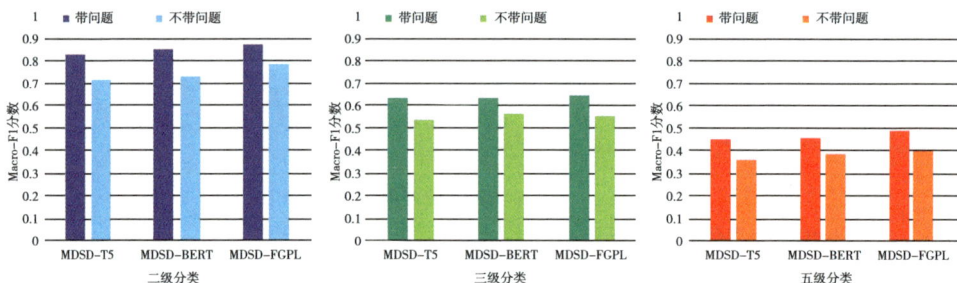

图 2-6　问题部分的影响

### 3）对比注意力机制

我们对 MDSD-T5 和 MDSD-BERT 的注意力学习成分进行了消减研究，并将其与 BiRNN、BiGRU、BiLSTM 和 Linear 进行了比较，以评估注意力机制在抑郁访谈文本中的有效性。不同序列学习模块的影响如图 2-7 所示。在涉及不同粒度水平的抑郁检测任务中，多头注意力机制的表现优于其他模块，使用线性层而不是序列学习始终会产生最差的结果。与其他序列学习模块相比，建立在此基础上的注意力机制表现出了更好的性能。

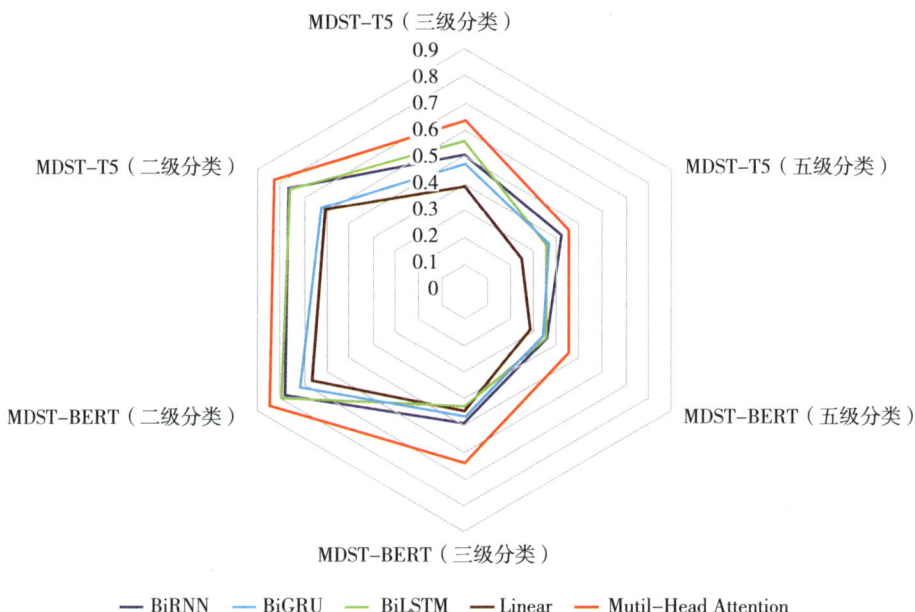

图 2-7　不同序列学习模块的影响

### 2.3.4　小结

抑郁障碍是一种严重危害个人和社会的精神疾病,开发先进的抑郁障碍辅助诊断技术具有重要价值。本节基于相关访谈中收集到的文本模态数据,构建了一种新模型,该模型能充分挖掘文本访谈数据中与任务相关的语义信息。具体来说,MDSD - FGPL 包括两个分支,即旨在提取综合语义特征的 MDSD - T5 分支和旨在通过提示学习提取抑郁相关语义特征的 MDSD - BERT 分支。通过简单而有效的后融合策略,两个分支最终实现了融合。通过 MDSD - FGPL 模型,我们可以实现更精确的检测,这对抑郁障碍早期诊断和及时干预很有价值。在 DAIC - WOZ 数据集上的广泛实验验证了模型的有效性。未来,我们计划从以下几个方面进一步推进研究:①自动生成提示句,使整个模型更加稳健;②引入其他微妙的损失函数,使模型既适用于多级分类,也适用于分数回归。

# 第3章　提示学习与大模型

## 3.1　概　述

提示学习(Prompt Learning)是一种新兴的机器学习方法,旨在利用预训练的大模型,通过设计特定的提示来引导模型生成目标任务所需的输出。与传统的训练方法不同,提示学习不需要从头开始训练模型,而是通过提供精心设计的提示和示例来激活模型在预训练阶段学到的知识。这种方法能够充分利用大模型的预训练能力,同时减少任务特定的数据需求和计算开销。

### 3.1.1　提示学习在抑郁障碍检测中的应用

在抑郁障碍检测中,提示学习方法通过以下方式提升检测效果。

(1)语言模型的应用。预训练的语言模型,如 GPT 系列模型,通过设计适当的提示,能够理解和生成关于抑郁障碍的文本信息。这种方法通过输入精心设计的提示,如"请描述一个抑郁障碍患者可能经历的情感状态",来引导模型生成相关的文本。研究表明,这种方法可以有效地提取和分析患者的自我报告文本,从而辅助抑郁障碍的识别和评估。

(2)少样本学习。在抑郁障碍检测中,往往需要大量标注数据来训练深度学习模型。提示学习通过利用少量标注数据进行学习,结合预训练模型的强大表示能力,能够在数据稀缺的情况下依然实现高效的抑郁障碍检测。例如,通过设计针对特定抑郁障碍症状的提示,模型可以在有限的数据样本上学习到有效的特征,从而提高检测的准确性。

(3)多任务学习。提示学习还可以结合多任务学习的框架来改进抑郁障碍检测。通过在提示中引入多个相关任务(如情感分析、情绪识别),模型能够在一个任务的学习过程中提高对其他任务的理解能力。这种方法可以帮助模型更全面地捕捉抑郁障碍相关的复杂表现,提高对抑郁障碍的检测能力。

## 3.1.2 大模型的应用

大模型,如双向编码器表示(Bidirectional Encoder Representations from Transformers,BERT)、生成式预测训练转换器(Generative Pre - trained Transformer,GPT)等,因其在预训练阶段学习了大量的语义和上下文信息,在多种自然语言处理任务中表现出色。它们的应用为抑郁障碍检测提供了新的机会。

(1)深度语义理解。大模型能够捕捉文本中的深层语义和复杂的情感模式。利用大模型进行抑郁障碍检测时,可以通过输入患者的对话记录、社交媒体内容等,获取对其心理状态的深度理解。例如,通过分析患者的日常交流文本,大模型可以识别出潜在的抑郁障碍症状,提供早期预警。

(2)上下文建模。大模型的自注意力机制允许对长文本进行有效的上下文建模。抑郁障碍的表现通常是渐进的,通过长时间的对话记录或多次对话,大模型能够综合考虑患者的历史信息,从而更准确地识别抑郁障碍的症状。

(3)自动特征提取。大模型能够自动从大量数据中提取有用的特征,无须手工设计特征。对于抑郁障碍检测,这意味着模型可以从患者的语言、情感、行为等多个方面自动提取相关特征,进而进行综合评估和预测。

## 3.1.3 提示学习与大模型结合的优势

提示学习与大模型结合具有以下优势:

(1)高效利用预训练知识。大模型在预训练阶段已经学习了大量的知识和语言模式,提示学习能够充分利用这些预训练知识,从而减少任务特定的训练需求。

(2)提高灵活性和适应性。提示学习通过设计不同的提示,可以灵活地调整模型的行为,适应不同的抑郁障碍检测任务和数据类型。

(3)减少数据需求。提示学习和大模型结合可以在少量标注数据的情况下进行有效学习,这对数据稀缺的医疗领域尤为重要。

(4)多模态融合。大模型的能力不仅限于文本数据,还可以扩展到其他模态数据,结合提示学习方法,可以实现更全面的抑郁障碍检测。

综上所述,提示学习与大模型在抑郁障碍检测中的应用已经展现出巨大的潜力。通过进一步的技术改进和应用探索,这些方法有望在未来的抑郁障碍检测和干预中发挥更加重要的作用。

## 3.2 基于提示学习主题建模的抑郁障碍检测方法

### 3.2.1 引言

本节提出了一种基于提示学习主题建模的抑郁障碍检测方法——PTDD，通过调研抑郁障碍的相关知识，发现相比于正常人，抑郁障碍患者更容易表现出消极、绝望的情绪，在对话过程中，这样的情绪会体现在他们所说的内容中。基于这一发现，文本模态的抑郁障碍检测任务可以被重新定义为文本的情感分类任务。基于提示学习范式，为抑郁障碍数据集中的文本设定带有情绪信息的手工模板，通过判断抑郁障碍文本和带有情绪信息的手工模板的连续性，即分别预测抑郁障碍文本与情绪积极和消极的句子连续的概率，来实现对抑郁障碍文本中所蕴含的情感进行分类。例如，给定抑郁障碍访谈文本，通过预训练语言模型预测其与带有情感信息的手工模板的连续性。手工模板包含两个部分，情绪积极的句子和情绪消极的句子。在这种情况下，如果预训练模型分析出文本与消极模板的连续性更高，则视为文本包含的情感倾向为消极，参与者被预测为抑郁；反之，亦然。在低资源场景下，通常存在数据稀缺和样本分布不均等问题，这可能导致深度学习算法表现不佳。基于提示学习范式，手工设计的模板可以在输入中加入有关任务和领域知识的提示信息，从而帮助预训练模型更好地利用数据进行处理。模板信息中包括一些任务特定的词汇、关键字、示例句子等，这些信息可以指导模型更好地理解任务和数据，并提高其预测的准确性。本节提出的方法充分利用了预训练语言模型的泛化能力，减少了需要利用训练数据来学习的参数数量，因此更适合于应对低资源问题带来的挑战。

接着通过引入一种简单而有效的融合策略来完成最终预测。通过对数据集的观察可以发现，访谈转录文本中的内容均为问答的形式，同时，所有的问题都是预先定义好的，通过统计可以获取所有的问题并对其进行分类，每个问题都可以被视为一个主题。根据已有的研究，抑郁障碍访谈文本可以按照主题进行分段，将长文本划分成多个小片段以确保各个样本在形式上严格统一，再通过基于提示学习的方法对各个主题文本进行分类，将预测结果通过投票策略融合在一起获得最终的预测结果。最简单的，可以对所有主题预测结果进行直接硬投票。更进一步的，可以利用模型来学习主题的重要性，并进行加权融合。通过合理的推断，可以假设不同的主题对抑郁障碍检测任务有不同的贡献度(重要性)。例如,"How have you feeling lately(你最近感觉怎么样)"这一主题可以直观地看出其询问的是受访者近来的感受,与其当下的情感状态相关较强,反之如"What's your dream job(你梦想的工作是什么)"之类的话题与抑郁障碍的相关性则相对弱一些。因此,可以利用少量标记的训练样本,通过加权融合模型学习到各个主题的重要性,以进一步增强模型的性能。对于这一假设,在后续的实验中会进行论证。

综上所述,本节的主要研究贡献如下:①提出将文本模态的抑郁障碍检测任务定义为基于提示的文本分类任务,这是首次尝试使用提示学习范式来解决抑郁障碍检测中资源不足的问题。②通过基于提示学习的方法预测访谈转录文本中各个主题的情感倾向,并对预测结果加以融合,构建了一种简单但有效的抑郁障碍检测方法。相比于现有方法,该方法基于提示学习范式设计,大大减少了需要训练的模型参数的数量,因此,模型能够在仅有极少被标记的训练样本时实现有效的抑郁障碍检测。③在各种设置下进行详细分析和案例研究,验证了提示学习范式在抑郁障碍检测中的有效性。

## 3.2.2　预备知识

本节介绍了 BERT 预训练任务中的下一句预测任务(Next Sentence Prediction,NSP),该任务为后续方法中的核心内容。在本节提出的方法中,抑郁障碍检测任务被转化为下一句预测任务。作为 BERT 中的主要预训练任务之一,下一句预测任务旨在使模型能够理解句子之间的关系。具体地说,将两个句子 A 和 B 用一个特殊的标记[SEP]连接起来,并输入 BERT,其公式如下:

$$x_{\text{input}} = [\text{CLS}]\text{A}[\text{SEP}]\text{B}[\text{EOS}] \tag{3-1}$$

$$h_{[\text{CLS}]} = \text{PLM}(x_{\text{input}}) \tag{3-2}$$

其中,[CLS]和[EOS]分别是添加在输入内容前端和末尾的特殊 Token,$h_{[\text{CLS}]}$ 为[CLS]经过 BERT 后的输出表示,通常用于下游分类任务。句子 B 为句子 A 的下一句的概率表示如下:

$$q(\text{N}_{\text{is}} \mid \text{A}, \text{B}) = f(h_{[\text{CLS}]}) \tag{3-3}$$

其中,$\text{N}_{\text{is}}$ 表示句子 B 为句子 A 的下一个句子;函数 $f$ 表示分类器,产生 B 是不是 A 的实际下一个句子的概率。在预训练任务中,BERT 可以通过 NSP 学习两个输入句子之间的关系。后文将详细介绍如何利用 NSP 提示进行抑郁障碍检测。

### 3.2.3 本节方法

本部分先给出 PTDD 的整体框架，如图 3-1 所示。PTDD 可以分为三个步骤进行：第一步，根据抑郁障碍数据集中预定义的主题将每个样本的长对话转录文本分割成若干个小片段。第二步，手动构建情感提示对，每个提示对由一个积极的提示句 $p_+$ 和一个消极的提示句 $p_-$ 组成。接着将上一步中得到的主题文本片段与情感提示对拼接起来。针对每个拼接后的主题文本，将其输入预训练模型中，可以分析出其与积极提示句和消极提示句连续的概率，因此可以分析出该文本的情感倾向。第三步，对样本中的所有主题文本的情感倾向预测结果进行融合。在没有训练样本的场景下，直接使用投票策略进行预测融合，而在有少量可用训练样本的场景下，利用简单的线性层学习自适应权重，通过加权融合来获得最终预测结果。

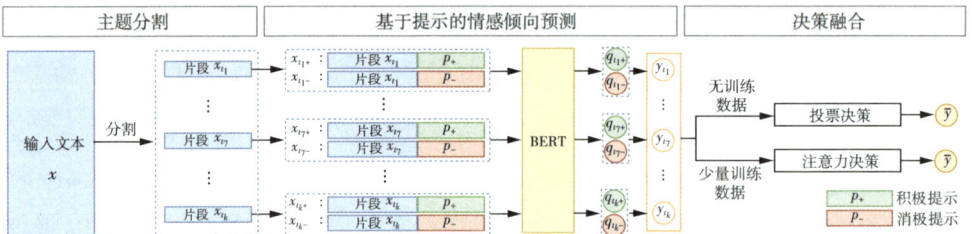

图 3-1　PTDD 的整体框架

在典型的抑郁障碍访谈过程中，医生通常在预定义好的题库中选择问题让受访者回答。基于这一临床规范，访谈过程可以根据所提问题分为多个部分。更重要的是，由于 NSP 任务更为倾向于处理语义内容较为统一的上下文，因此单次输入仅包含一个主题的文本有助于提高检测效果。将长转录文本按照预定义的 $k$ 个主题 $\{t_1, t_2, \cdots, t_k\}$ 分割成文本片段 $\{x_{t_1}, x_{t_2}, \cdots, x_{t_k}\}$，那么就能得到模型的输入表示如下：

$$x = \{x_{t_1}, x_{t_2}, \cdots, x_{t_k}\} \tag{3-4}$$

后续的预测过程均是基于以上主题片段进行的。

#### 1. 基于提示的情感倾向预测

PTDD 将文本抑郁障碍检测重新定制为 NSP 任务。先将每个主题文本片段

$x_{t_i}$ 与情感提示对拼接起来。提示对中包含一个积极的提示句 $p_+$ 和一个消极的提示句 $p_-$,通过将提示体(例如,"I am feeling…")和一对相应的情感提示词(例如,"good"和"bad")组合在一起构建而成。由此可以得到一对情感提示对,包括一个积极提示句 $p_+$("I am feeling good.")和一个消极提示句 $p_-$("I am feeling bad.")。

主题文本与提示对拼接后的表示如下:

$$\begin{cases} x_{t_i+} = [\text{CLS}]x_{t_i}[\text{SEP}]p_+[\text{EOS}] \\ x_{t_i-} = [\text{CLS}]x_{t_i}[\text{SEP}]p_-[\text{EOS}] \end{cases} \tag{3-5}$$

接下来,带有情感提示的输入对被输入 BERT,抑郁检测任务则被转换为多段文本分类任务。如图 3-2 所示,输入拼接后的主题文本片段 $x_{t_i+}$ 和 $x_{t_i-}$,BERT 可以分别预测出该主题文本中积极情感提示句和消极情感提示句连续的概率。由于对话语句中表达的情绪可以在一定程度上反映说话者当前时刻的心理状态(情感倾向),因此上述预测结果能够帮助完成抑郁障碍检测任务。具体地说,通过预测主题文本片段的下一个句子是积极的还是消极的,可以推测出参与者在讨论某个主题时的抑郁状态。如果预测该文本与消极的提示句 $p_-$ 连续的概率更大,则判断参与者在该主题上的精神状态为抑郁;反之,亦然。

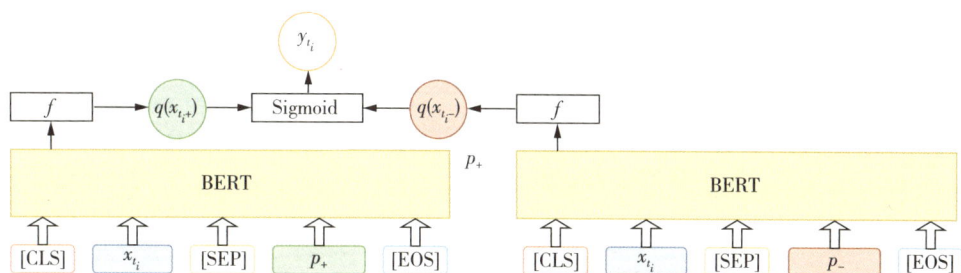

图 3-2　基于提示的情感倾向预测细节

$$h^+_{[\text{CLS}]} = \text{BERT}(x_{t_i+}) \tag{3-6}$$

$$h^-_{[\text{CLS}]} = \text{BERT}(x_{t_i-}) \tag{3-7}$$

$$q(x_{t_i+}) = f(h^+_{[\text{CLS}]}) \tag{3-8}$$

$$q(x_{t_i-}) = f(h^-_{[\text{CLS}]}) \tag{3-9}$$

$$y_{t_i} = \text{Sigmoid} \frac{q(x_{t_i-}) - q(x_{t_i+})}{\lambda} - 0.5 \qquad (3-10)$$

其中,$h_{[\text{CLS}]}^+$ 和 $h_{[\text{CLS}]}^-$ 分别是拼接后文本片段 $x_{t_i+}$ 和 $x_{t_i-}$ 通过模型后其中[CLS]的输出表示;$q(x_{t_i+})$ 和 $q(x_{t_i-})$ 分别表示参与者关于主题 $t_i$ 对应的文本 $x_{t_i}$ 的下一句为积极提示句和消极提示句的概率;$f$ 是分类函数;$y_{t_i}$ 表示对于主题 $t_i$ 的预测分数,其取值范围为$(-0.5,0.5)$,需要说明的是,在本方法中,$y_{t_i}$ 代表着 $x(t_i)$ 的情感倾向,如 $y_{t_i} \geqslant 0$ 代表抑郁;$\lambda$ 为超参数,用于调节式(3-10)中 Sigmoid 函数的平顺程度。通过该提示学习框架,对于任何数据样本 $x = \{x_{t_1}, x_{t_2}, \cdots, x_{t_k}\}$,都可以获得关于所有主题$\{t_1, t_2, \cdots, t_k\}$对应的预测分数 $y = [y_{t_1}, y_{t_2}, \cdots, y_{t_k}]$。

### 2. 决策融合

基于上一环节中得到的针对各个主题的预测结果,在最后一步通过一个简单的融合过程获得最终结果。在没有训练样本的场景下,直接使用投票策略进行预测融合,而在有少量可用训练样本的场景下,利用简单的线性层学习自适应权重,通过加权融合来获得最终预测结果。

#### 1)投票决策

计算预测分数 $y = [y_{t_1}, y_{t_2}, \cdots, y_{t_k}]$的平均值,若主题预测分数平均值不小于阈值0,则将样本标签预测为抑郁;反之亦然。

$$\bar{y} = \begin{cases} 1, \text{AVG}(y) \geqslant 0 \\ 0, \text{AVG}(y) < 0 \end{cases} \qquad (3-11)$$

其中,AVG 表示平均函数。投票决策过程中,超参数凭经验选取一个非常小的值,以使得函数 Sigmoid 的输出非常接近于$-0.5$ 或 $0.5$。在这种情况下,直接投票策略也可以被认为是对所有主题的硬投票。

#### 2)主题注意力决策

通过合理的假设,不同的主题与抑郁障碍的相关程度不同,那么不同的主题文本片段应该有不同的重要性。在这种情况下,使用线性融合函数 Linear 来给主题分配不同的权重。考虑到训练数据量有限以及输入线性层的特征纬度低,采用两层全连接网络作为融合模块。最终预测可表示为

$$\bar{y} = \begin{cases} 1, \text{Linear}(y) \geqslant 0 \\ 0, \text{Linear}(y) < 0 \end{cases} \qquad (3-12)$$

选用二元交叉熵作为损失函数：

$$\text{Loss} = \frac{1}{N} \sum_{j=1}^{N} -(1 - y_{l_j}) \times \log(1 - \bar{y}_j) - y_{l_j} \times \log \bar{y}_j \qquad (3-13)$$

其中，$y_{l_j}$ 和 $\bar{y}_j$ 是第 $j$ 个训练样本的真实标签和预测标签，$N$ 是训练样本总量。从另外一方面看，上述融合过程可以看作基于学习到的主题注意力的加权投票。

## 3.2.4 实验与结果分析

本节在 DAIC-WOZ 数据集上进行实验并验证了 PTDD 模型在低资源场景下的有效性。首先介绍实验中所使用的数据集、比较方法、评估指标和实现细节，然后对不同方法之间的性能差距进行对比，定量分析实验结果。

### 1. 实验室数据集

DAIC-WOZ 数据集中一段典型的对话示例如图 3-3 所示。

---

Ellie: Hi, I'm Ellie, thanks for coming in today. I was created
   to talk to people in a safe and secure environment….

Participant: &lt;laughter&gt; yes.

Ellie: Okay, so how are you doing today?

Participant: Uh, I, I feel pretty good.

     …

Ellie: Wow, is there anything you regret?

Participant: No, I don't really have too many regrets. I mean
   whatever happens and you know…

    …

---

图 3-3 DAIC-WOZ 数据集中一段典型的对话示例

### 2. 对比方法

（1）TopicModeling：Gong 等人提出了一种主题建模方法，将转录文本划分为 83 个主题，并通过 SVM 和决策树进行分类。

（2）BiLSTM：Ray 等人提出了一种基于 LSTM 的方法，并引入了注意力机制来捕捉不同模态的重要性。

（3）Mult-taskModel：Dinkle 等人提出了一个多任务模型，将二元抑郁障碍检测与严重性预测相结合。

（4）BiLSTM+Attention：Shen 等人提出了一个包含一个 GRU 模块和一个带有注意力层的 BiLSTM 模块的模型。

（5）SVM：常见的机器学习方法，通常被认为是更适合与许多数据集较小的任务，在此作为 Baseline 模型。

（6）Decision Tree：常见的机器学习方法，通常被认为是更适合于数据集较小的任务，在此作为 Baseline 模型。

### 3. 实现细节

为模拟低资源场景，DAIC－WOZ 数据集在实验过程中被重新划分为 7 折，其中每一折中所包含的抑郁样本与非抑郁样本之间的比例和整个数据集的比例保持相同。在此基础上，使用其中的 $k$ 折训练模型，1 折用于验证，其余的用于测试。需要注意的是，在此 $k$ 可以设置为 0，这意味着没有可以用于训练的样本，该设置称为零训练样本设置，在此设置下，直接使用投票策略来获得抑郁障碍检测结果。此外，$k$ 可以设置为 1,2,3,4，称为少量训练样本设置，在此设置下，有部分训练样本可以用于学习投票权重。

在面试过程有一些常规的模式，即从为了建立融洽的关系并使参与者感到舒适的中性问题开始；接着探讨与抑郁障碍相关的症状和事件等具体问题；最终以"冷静"阶段结束，以确保参与者不会以沮丧的心态离开面试。Gong 等人的研究表明，所有的采访内容可以分为 83 个主题。根据表 3－1 中的统计结果，PTDD 选用了 15 个常出现的问题作为预定义的主题集合，提取出预定义主题对应的相关对话，并删除其他内容。为了将情感提示与访谈转录文本拼接起来，PTDD 根据典型的 NSP 范式设计句子 $A(x_{t_i})$ 和句子 $B(p_+/p_-)$。我们将问题和回答组合成句子 A。对于每个主题 $t_i$，$x_{t_i}$ 由对应的问题和回答组成，$x_{t_i}=$ Question：$q_i$＋Answer：$a_i$，其中 $q_i$ 和 $a_i$ 表示对应主题的问答。对于句子 B，分别设计了几个特定的模板，见表 3－2 所列。

表 3－1　DAIC－WOZ 数据集中常出现的 15 个问题

| 序号 | 问题 | 数量 |
| --- | --- | --- |
| 1 | How are you doing today?（你今天过得怎么样?） | 184 |
| 2 | When was the last time you argued with someone and what was it about?（你上一次和别人吵架是什么时候? 是关于什么的?） | 182 |
| 3 | When was the last time you felt really happy?（你上一次感到真正快乐是什么时候?） | 179 |

（续表）

| 序号 | 问题 | 数量 |
|---|---|---|
| 4 | What advice would you give to yourself ten or twenty years ago?<br>（十年或二十年前,你会给自己什么建议?） | 177 |
| 5 | How are you at controlling your temper?（你如何控制自己的脾气?） | 176 |
| 6 | How easy is it for you to get a goodnight's sleep?<br>（你睡个好觉有多容易?） | 173 |
| 7 | What are you most proud of in your life?（你一生中最自豪的是什么?） | 171 |
| 8 | Have you been diagnosed with depression?（你被诊断出患有抑郁障碍吗?） | 167 |
| 9 | Do you travel a lot?（你经常旅行吗?） | 165 |
| 10 | Have you ever been diagnosed with PTSD?<br>（你曾经被诊断出患有创伤后应激障碍吗?） | 165 |
| 11 | How would your best friend describe you?（你最好的朋友会怎么形容你?） | 164 |
| 12 | What'd you study at school?（你在学校学什么?） | 162 |
| 13 | How have you been feeling lately?（你最近感觉怎么样?） | 160 |
| 14 | What's your dream job?（你理想中的工作是什么?） | 156 |
| 15 | Is there anything you regret?（你有什么遗憾吗?） | 152 |

表 3-2　PTDD 中所选用的情感提示对

| 提示主体 | 提示情感 | |
|---|---|---|
| | + | — |
| I am very...（我非常……） | | |
| I am feeling...（我感到……） | 很好 | 不好 |
| It makes me...（它使我……） | 快乐的 | 沮丧的 |
| That sounds...（那听起来……） | 积极 | 消极 |

　　对于所有的实验都采用交叉验证的方式,为避免随机性,每个实验执行 10 次,取平均值作为最终结果。在实验过程中,先直接使用投票策略来验证不同的情感提示对在验证集上的表现,并选择得分最高的情感提示对进行后续的学习。

　　在 PTDD 中,训练迭代次数设置为 200 次。我们使用一个简单的两层线性网络来实现主题注意力预测融合模块,该模块初始化阶段,权重设置为 1,偏差随机设置。选用 ADAM 作为优化函数,学习率、Dropout 和 Batch 分别设置为 0.0005、0.5 和 16。在实验中,超参数根据经验设置为 $\lambda = 1 \times 10^9$。

### 4. 性能对比

DAIC - WOZ 数据集上不同方法在 1 折训练样本场景下的性能见表 3 - 3 所列。可以观察到,当可用于训练的有标签数据稀缺时($k=1$),所有的对比方法在四个评估指标下取得的结果都不尽如人意。其原因也很明显,对于需要从头训练的深度模型,这样的训练数据量远远不够。这种标签的稀缺性问题在现实的抑郁障碍检测场景中是无法避免的。另外,在相同的设置下,PTDD 取得了比其他方法更为有效的性能表现。

表 3 - 3　DAIC - WOZ 数据集上不同方法在 1 折训练样本场景下的性能对比

|  | ACC | PRE | REC | F1 分数 |
|---|---|---|---|---|
| TopicModeling | 0.51 | 0.32 | 0.48 | 0.38 |
| BiLSTM | 0.50 | 0.36 | 0.69 | 0.45 |
| Multi - taskModel | 0.47 | 0.33 | 0.59 | 0.42 |
| BiLSTM＋Attention | 0.54 | 0.36 | 0.61 | 0.43 |
| SVM | 0.42 | 0.27 | 0.45 | 0.34 |
| Decision Tree | 0.49 | 0.30 | 0.54 | 0.38 |
| PTDD | **0.69** | **0.48** | **0.73** | **0.60** |

注:加黑字体表示同一指标中的最高值。

不同低资源场景下的 F1 分数如图 3 - 4 所示,图中实线代表 10 次实验的平均值,浅色区域代表波动。当没有标记的训练样本进行训练时($k=0$),PTDD 仍然有效,F1 分数接近 0.6,这验证了将提示学习范式引入基于文本的抑郁障碍检测任务的有效性。相反的,对于这种极端情况,其他方法都是无法运行的。随着有标记的训练样本数量增加($k=1,2,3,4$),本方法的性能略有提升,表明了所引入的主题注意力模块的有效性。此外,在以上的设置中,PTDD 的性能均远优于其他现有方法。PTDD 通过手工模板的引入给预训练语言模型带来相关的先验信息,使其能够更好地契合抑郁障碍检测任务,充分地发挥其泛化能力。因此,在 PTDD 中,需要学习的参数量远低于其他现有方法,这正是其能够更好地应对低资源场景的原因。

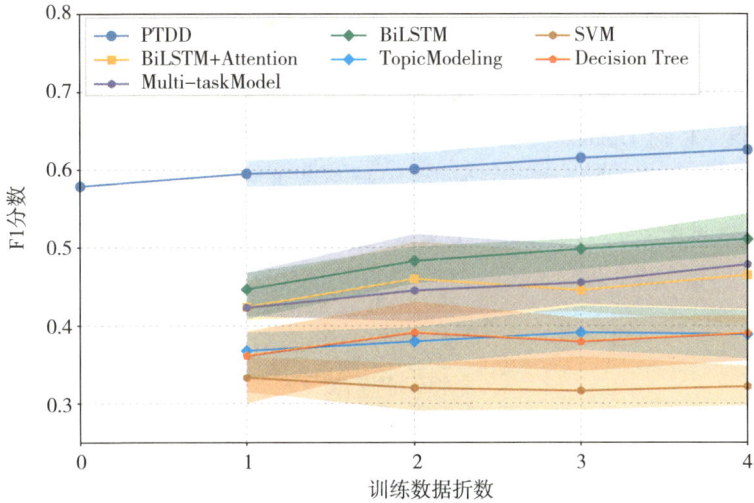

图 3-4 不同低资源场景下的 F1 分数

此外,通过对比在训练和测试过程中的 F1 分数变化(见图 3-5),可以看出 PTDD 在性能上的稳定性。具体来说,PTDD 在训练和测试阶段的 F1 分数随着 Epoch 的变化趋势接近,这符合模式识别应用的典型趋势。相比之下,BiLSTM+ Attention 存在明显的过拟合现象以及性能波动。上述结论再次表明 PTDD 在低资源场景下可以更为出色地完成抑郁障碍检测任务。

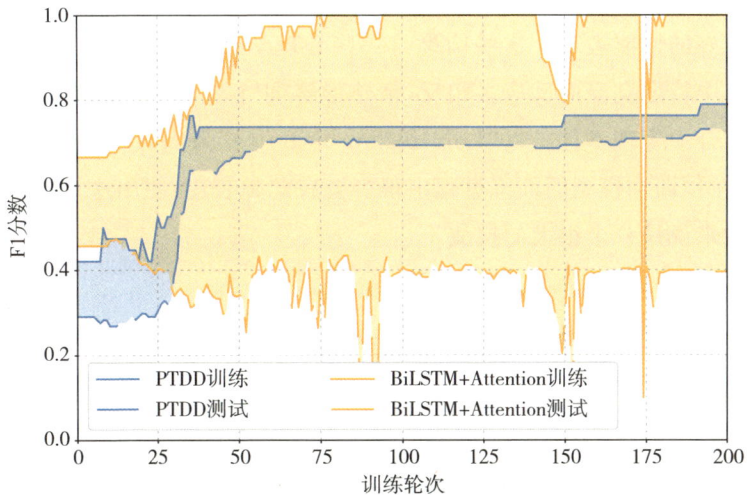

图 3-5 1 折训练样本场景下训练过程与测试过程的 F1 分数

#### 5. 消融实验

##### 1) 提示对设计

一般而言,对于提示学习模型,使用更接近于自然语言习惯的提示往往会取得更好的性能。根据 DAIC - WOZ 数据集中访谈文本的特点,PTDD 中设计了一些提示体和情感提示词来构建提示对,使用整个数据集作为验证集来研究它们的性能表现结果(见图 3 - 6,图中结果基于直接投票获得)。

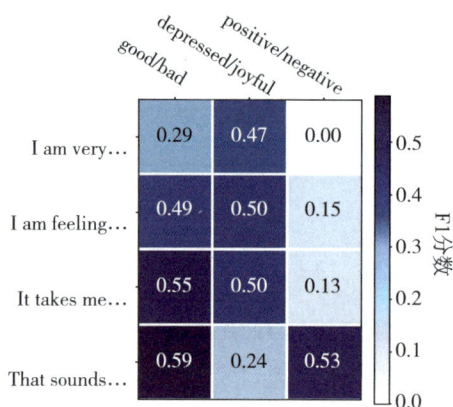

图 3 - 6    不同提示对下直接投票的性能表现(零训练样本)

由图 3 - 6 可以看出,不同的提示体和情感形容词对的组合产生了不同的性能表现。情感形容词"good/bad"和"depressed/joyful"通过组合提示体可以在大多数情况下有较好的性能表现。这些结果与一些心理学研究基本一致,即抑郁障碍的特征是对集中特定刺激的反应。相反,情感形容词"positive/negative"在与大多数提示体的结合中表现不佳。以"I am feeling negative"为例,这种表述不符合自然语言习惯,在预训练模型的训练过程中很少会有此类表述,使用这样的提示对于训练语言模型来说是一个很大的挑战。

##### 2) 超参数 λ

不同 λ 下的性能表现如图 3 - 7 所示,可以看出 0 折训练样本与 1 折训练样本的 F1 分数随着 λ 变化的趋势十分相似,即大体上整体性能随着 λ 值减小而逐渐上升。根据公式(3 - 10),λ 是控制函数 Sigmoid 形状的参数。当 λ 变小时,Sigmoid曲线变尖锐,输出 $y_{t_i}$ 趋于二值化。换句话说,PTDD 在对于各个主题文本片段的预测更为确定时,取得了更优的性能。

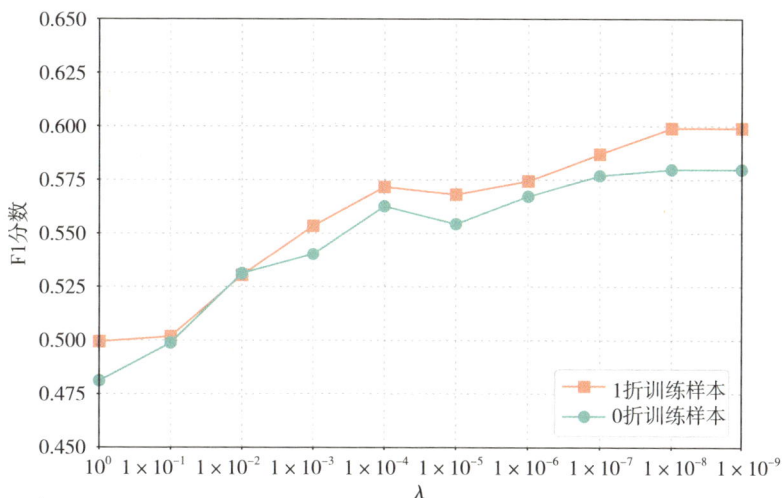

图 3-7 不同 $\lambda$ 下的性能表现

### 3）主题注意力模块

为评估每个主题的重要性,将该主题的访谈文本输入模型直接评估抑郁情况。对于话题 $t_i(i=1,2,\cdots,k)$,如果 $y_{t_i}\geqslant0$,则直接预测样本为抑郁。所获得每个主题在整个数据集上的 F1 分数凭借经验将其视为对应主题的重要性,图 3-8 中的蓝色实线表示的便是所估计的主题重要性。使用 1 折训练样本进行试验分析出测试阶段模型的注意力权重,如图 3-8 中橙色线条所示,代表 7 折交叉验证的平均权重,浅色区域代表波动。对比图中两条折线的趋势,可以分析出所学习到的主题权重与所估计的主题重要性大体一致,这验证了主题注意力模块的有效性。如果某个主题对于区分抑郁障碍和非抑郁障碍很重要,则注意力模块会在预测融合过程中对该主题分配更大的权重。

从表 3-1 中各个问题的语义来看,利用单个主题预测抑郁状态所得的 F1 分数来估计主题的重要性是合理的。例如,主题 3 和主题 7 的回答可以提供更有利于判断一个人心理状态的信息,因此其重要性(F1 分数)相对较高。另外,由于主题 4 和主题 5 与抑郁障碍的相关性不强,故重要性(F1 分数)较低。尽管某些主题在语义方面与抑郁障碍高度相关,例如主题 8,但通过单个主题进行分析所得的重要性(F1 分数)和注意力模块所学习到的权重在所有主题中是最低的。这是因为所有的受访者对这个问题的回答通常很短,往往是"yes"或者"no",我们所采用的预训练语言模型在从简短回答中获取正确的情感语义方面效果不佳。从某种程度上来说,这一观察结论揭示了PTDD的局限性。图3-8中的蓝线可表明不同的主题具有不同的重要性,故在真实的应用场景下,很难凭借运气挑选出有效的主题,这也体现出主题注意力模块的重要性。

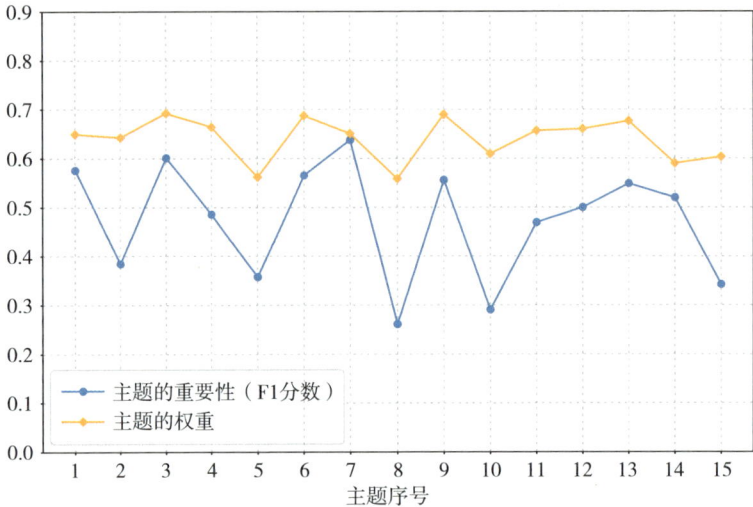

图3-8 单个主题在零训练样本设置下的F1分数表现

此外,为分析主题注意力融合机制的有效性,表3-4中展示了两个预选的访谈样本的相关信息,包括所有主题的回答内容、预测得分和融合权重。在表3-4中,最终得分大于0的样本被预测为抑郁。对于样本ID为314的受访者,使用加粗字体来突出预测得分$y=-0.5$及其对应的主题权重;对于样本ID为311的受访者,使用加粗字体来突出预测分数$y=0.5$及其对应的主题权重。表3-4中"—"表示某个访谈的对话中不包含该话题,因此投票过程中不考虑该话题。从表3-4中可以看到通过直接投票策略$AVG(y)$对这两个示例的预测结果不正确。究其原因,部分主题性情感倾向与其真实标签不同,使用直接投票进行融合可能会得到错误的结果。因为直接投票可以将其视为硬投票,在该融合过程中,给所有的主题赋予了相同的权重,但这与事实不符,会对投票的最终结果造成一定的负面影响。相反,基于主题注意力投票的策略,这种情况下可以一定程度地避免最终获得错误的融合预测结果。从这两个示例可以看到,在基于主题注意力融合机制的投票过程中,权重的重新分配可以修正最终的预测结果。这两个示例从经验上验证了引入主题注意力投票机制的有效性。

表 3 - 4　DAIC - WOZ 数据集中两个样本的案例研究

样本 ID:314　　　　　标签:非抑郁

| 序号 | 回答 | 预测得分 $y$ | 主题权重 |
|---|---|---|---|
| 1 | Quite well,feel good.（很好,感觉很好。） | **-0.5** | **0.1085** |
| 2 | Um usually I'm arguing with my older...<br>（嗯,我通常会和我的长辈吵架……） | 0.5 | 0.1875 |
| 3 | Like,really joyful and happy I would...<br>（就像,真的很快乐,我会……） | **-0.5** | **0.1888** |
| 4 | Now would I give myself for ten or...<br>（现在我给我十个建议还是……） | **-0.5** | **0.2245** |
| 5 | Um I don't I think I'd be...<br>（嗯,我想我不会……） | 0.5 | 0.0884 |
| 6 | Not easy usually,all of my life I think...<br>（通常不容易,我一辈子都在想……） | 0.5 | 0.1702 |
| 7 | — | | 0.1694 |
| 8 | Yes,most.（是的,大多数。） | 0.5 | 0.0720 |
| 9 | So that's a full time job huh,somewhat...<br>（所以这是一份全职工作,嗯,有点……） | **-0.5** | **0.1702** |
| 10 | No.（不。） | 0.5 | 0.0977 |
| 11 | Mm as,loving nurturing um,funny,we...<br>（嗯,爱培育,有趣,我们……） | **-0.5** | **0.1952** |
| 12 | — | | 0.0316 |
| 13 | I've been feeling pretty good actually...<br>（事实上,我感觉很好……） | **-0.5** | **0.2614** |
| 14 | Dream job hm,I think I've already lived...<br>（梦想中的工作,嗯,我想我过得……） | 0.5 | 0.0205 |
| 15 | I with my third child I had kind of...<br>（我和我的第三个孩子有点……） | 0.5 | 0.1246 |
| | Final score（最终得分）<br>Final prediction（最终预测） | AVG($y$)=<br>0.0333　抑郁× | Linear($y$)=<br>-0.2462　非抑郁√ |

| | 样本 ID:311 | 标签:抑郁 | |
|---|---|---|---|
| 序号 | 回答 | 预测得分 $y$ | 主题权重 |
| 1 | Okay.(好。) | −0.5 | 0.1085 |
| 2 | <Sharp inhale>Well I didn't argue with... (<清晰的吸气>好吧,我没有和你争论……) | **0.5** | **0.1875** |
| 3 | Mm don't remember.(嗯,我不记得。) | **0.5** | **0.1888** |
| 4 | What advice i'd give myself ten or... (我会给自己十个建议或者……) | **0.5** | **0.2245** |
| 5 | Uh very well.(嗯,非常好。) | −0.5 | 0.0884 |
| 6 | Very hard.(非常困难。) | **0.5** | **0.1702** |
| 7 | Uh my kids,I have two kids a girl and... (嗯,我的孩子们,我有两个孩子,一个女孩和……) | −0.5 | 0.1694 |
| 8 | — | — | 0.0720 |
| 9 | No.(不。) | **0.5** | **0.1702** |
| 10 | Yes,um back in the nineties. (是的,嗯,早在 90 年代。) | −0.5 | 0.0977 |
| 11 | Uh I have no idea <laughter>I don't... (呃,我不知道<笑>我不……) | −0.5 | 0.1952 |
| 12 | — | | 0.0316 |
| 13 | I've still been pretty depressed. (我仍然很沮丧。) | **0.5** | **0.2614** |
| 14 | What be my dream job,I don't know... (我梦想中的工作是什么,我不知道……) | −0.5 | 0.0205 |
| 15 | Yes moving to the apartment I'm living... (搬到我住的公寓,我过得……) | −0.5 | 0.1246 |
| | Final score(最终得分) Final prediction(最终预测) | AVG($y$)= −0.0333 非抑郁× | Linear($y$)= 0.1841 抑郁√ |

4)PLM 的选择

为了探究不同 PLM 对 PTDD 性能的影响,在零训练样本场景下进行了一系列实验,结果见表 3 – 5 所列。实验基于五种不同的预训练 BERT 模型进行:bert – base – uncased、bert – large – uncased(由 Hugging Face 团队提供)以及 google – bert_uncased_L – 12_H – 768_A – 12、google – multiberts – seed_3 – setp_1000k (由 google 团队提供)以及 emilyalsentzer/Bio_ClinicalBERT(初始化于预训练好的 BioBERT 模型并在 MIMIC 数据集上微调而得)。

表 3 – 5　在零训练样本场景下,不同 PLM 在 PTDD 上的性能比较

| PLM | ACC | PRE | REC | F1 分数 |
|---|---|---|---|---|
| bert – base – uncased | 0.69 | **0.49** | 0.75 | **0.59** |
| bert – large – uncased | 0.69 | 0.48 | 0.63 | 0.54 |
| google – bert_uncased_L – 12_H – 768_A – 12 | 0.66 | 0.43 | 0.48 | 0.45 |
| google – multiberts – seed_3 – setp_ 1000k | 0.52 | 0.37 | **0.86** | 0.52 |
| emilyalsentzer/Bio_ClinicalBERT | **0.71** | — | — | — |

表 3 – 5 中的结果表明,PTDD 基于不同的 PLM 模型均可在零训练样本下的抑郁障碍检测任务中获得可接受的性能,但 Bio_ClinicalBERT 除外。尽管 Bio_ClinicalBERT 是在医学相关数据集上微调的,但由于 MIMIC 数据集和 DAIC – WOZ 数据集的内容存在巨大差异,PTDD 在基于该模型运行时几乎将所有样本预测为非抑郁。可以得出的结论是,将经过大量通用数据训练的预训练语言模型应用于 PTDD 可以获得更好的性能,而使用特定数据集微调过的预训练模型由于数据的不一致性,可能导致模型无法工作。

## 3.2.5　小结

本节提出了一种基于提示学习主题建模的抑郁障碍检测方法,该方法将基于文本模态的抑郁障碍检测任务定义为基于提示学习的句子连续性判断任务,可以在低资源场景下实现对抑郁障碍文本进行分类。低资源问题作为现实中抑郁障碍检测任务无法避免的问题,我们首次提出应用提示学习来应对。PTDD 基于提示学习范式设计,通过重新定义抑郁障碍检测任务的形式并设计手工模板的方法匹配预训练模型,避免了微调预训练模型导致的性能损失,同时大大减少了需要学习的参数。相比于现有的方法,PTDD 能够在低资源场景下表现出更为优异、稳定的性能,模型在仅有几个可用已标记数据的情况下仍能实现有效的抑郁障碍检测。

此外,在无可用训练样本的情况下,直接投票融合机制可以实现一定的抑郁障碍检测效果。在此基础上,引入主题注意力融合机制,当有少量训练样本可用时,通过学习各个主题的重要性为其分配权重,从而实现更好的分类性能。案例分析证明所引入的主题注意力融合机制相比于投票融合机制可实现更优的性能。

## 3.3　基于大语言模型的可解释和交互式的抑郁障碍检测

大语言模型(Large Language Model,LLM),如 GPT－3、OPT 和 PaLM,近年来发展十分迅速,并且已经在各种自然语言处理任务中取得大量重要成果。随着大语言模型的规模与训练数据量逐渐扩大,它们的语义理解和推理能力也变得越来越强大。大语言模型的诞生与发展给相关研究带来了范式转变。过去将模型应用于下游任务通常需要通过反向传播调整模型参数,但大语言模型的最新研究成果已经使研究人员能够通过构建提示工程在正向过程中促进学习,即上下文学习(In-Context Learning,ICL)。到目前为止,采用上下文学习范式的大语言模型已经被用于包括电影推荐、医学图像分类和文档信息提取在内的多项任务。然而,大语言模型处理抑郁障碍检测任务的能力目前尚未得到实验证明。

本节提出了一种新的社交媒体抑郁障碍检测范式,即一种基于大语言模型的可解释和交互式的抑郁障碍检测系统——Chat-Diagnose 系统。Chat-Diagnose 系统将已建立的诊断标准与社交媒体内容相结合,评估用户的抑郁风险并生成可解释的诊断证据。在诊断过程结束后,Chat-Diagnose 系统通过自然对话将诊断结果与相关的诊断证据传达给用户。在这种交互式对话中,用户可以通过基于其社交媒体内容的引导性提问来更深入地描述他们的心理状态,从而使我们可以更准确地评估他们的心理状况,并根据对话内容向他们提供适当的个性化建议。

然而,将大语言模型应用于社交媒体中的抑郁障碍检测时会遇到几个主要问题。第一个问题是如何让系统基于专业诊断知识提供解释。为了解决这一问题,我们先将外部专业诊断知识即 DSM 抑郁障碍诊断标准编辑为提示工程的一部分,在此基础上,我们引入了思维链(Chain-of-Thought,CoT)技术并构建演示,使大语言模型增强系统能够基于专业诊断标准进行诊断并提供诊断证据。第二个问题在于用户可能有数百或数千条帖子,而过长的上下文可能会超出大语言模型的 token

数量限制。因此,我们构建了一个推文选择器模块来筛选帖子,优先将最相关的帖子输入大语言模型。

　　Chat-Diagnose 系统可以在零样本、少样本和完整数据设置下运行。在零样本设置中,我们不向系统提供任何示例;在少样本设置中,我们仅向系统输入两个思维链演示;在完整数据设置中,我们会将完全训练的基本抑郁障碍检测模型的预测输出作为大语言模型的答案启发式输入。由于目前大多数可用的大语言模型无法处理图像,我们利用图像字幕生成和光学字符控制(Optical Character Recogntion,OCR)将图像内容转换为文本描述。Chat-Diagnose 系统的框架如图 3-9 所示。

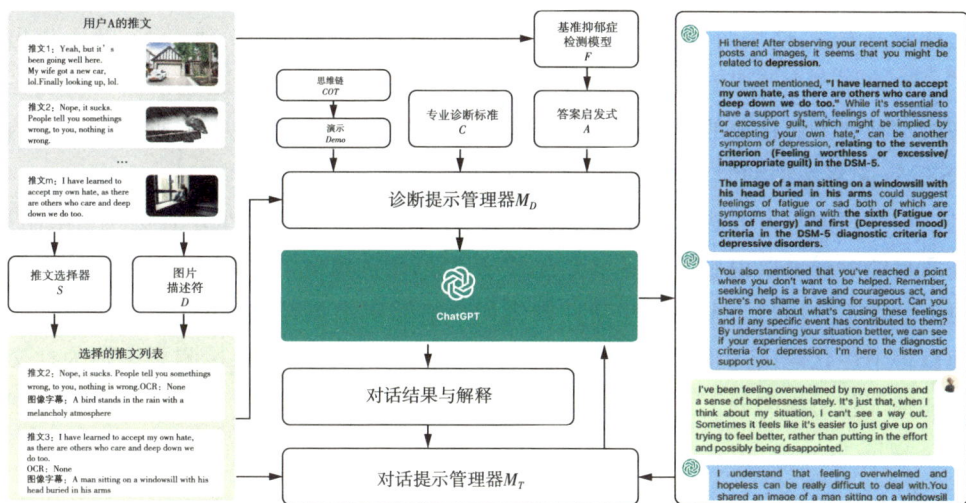

图 3-9　Chat-Diagnose 系统的框架

　　我们对 Twitter 数据集和微博数据集进行了大量实验,本节提出的方法不论是使用独立同分布还是分布外的测试数据,均在多个零样本、少样本和完整数据设置中达到了超越过去工作的实验结果。此外,我们通过消融研究证实了系统中每个模块的有效性,展示了 Chat-Diagnose 系统提供的解释和互动的质量。

　　本节主要的贡献如下:①开发了一个围绕大语言模型的新型抑郁障碍检测系统,通过自然语言对话提供诊断证据和个性化建议;②通过引入思维链技术和推文选择器,提高了系统的可解释性,并解决了大语言模型处理过多帖子时的局限性;③大量实验和案例研究证明了 Chat-Diagnose 系统在各种实验设置下的可解释性、互动性以及出色的性能。

### 3.3.1　相关工作

#### 1. 社交媒体中的抑郁障碍检测

早期关于抑郁障碍检测的研究侧重于分析心理学文献中识别出的语言线索，比如通过频繁使用代词"I"来指示的自我关注语言，以及通过绝对词语如"always"和"never"表达的二元思维。Reece 等人证明，与健康个体相比，抑郁障碍患者倾向于发布色调更沉郁、不那么快乐且更黑暗的图片。随着深度学习的出现，各种神经网络架构，如 CNNs、LSTMs 和 Transformers，已经被用于利用社交媒体信息检测抑郁障碍的相关工程，并取得了显著的成果。Gui 等人提出了一种协同多智能体强化学习方法，使用两个智能体对相关的文本和视觉信息进行分类。An 等人提出了一种多模态主题丰富的辅助学习方法，通过对视觉和文本主题建模的辅助任务来改进抑郁障碍检测的主要任务。Bucur 等人使用了时间适应权重或时间感知的LSTMs 来将数据的时间成分纳入心理健康问题检测中。

虽然深度学习方法取得了重要成果，但在可解释性和互动性方面受到了限制。高质量的解释可以说服用户寻求专业医疗帮助，增加康复的可能性，也可以让医生更有效地筛选用户。系统的互动性则使用户能够提供更详细的心理状态描述，从而获得个性化建议。我们将具有高解释性和互动性的抑郁障碍检测系统称为社交媒体抑郁障碍检测的下一代范式。

#### 2. 上下文学习

大语言模型因拥有和语料库规模相当的出色能力而闻名，这些能力是从上下文仅包含少量示例的演示中学习来的，因此被称为上下文学习。为了使大语言模型获得推理能力，Wei 等人提出了一种称为思维链提示的少样本提示策略，涉及将多个推理步骤添加到输入问题中。最近的研究旨在改进思维链提示的各个方面，如提示格式、提示选择、提示集成和问题分解。尽管上下文学习最初是为自然语言处理任务开发的，但带有上下文学习的大语言模型已被发现对多模态问题具有少样本或零样本能力，如视觉问答任务。此外，预训练模型在视觉和语言任务中展示了如 Frozen 所演示的有前景的少样本性能。

### 3.3.2　本节方法

#### 1. 问题设置

社交媒体中的抑郁障碍检测是指根据用户的社交媒体内容（可能包括文本和

图像)来诊断用户是否患有抑郁障碍。具体来说,我们将每个用户样本表示为$(x,y)$,其中 $x$ 是用户社交媒体账户中的帖子列表,包括多个帖子 $x_{t_1},x_{t_2},\cdots,x_{t_m}$。每个帖子 $x_t$ 包含文本 $x_t^{\text{test}}$ 和图片 $x_t^{\text{pic}}$。$y$ 表示用户是否被诊断为抑郁障碍患者。传统的抑郁障碍检测系统 $F^*$ 利用用户的社交媒体内容来确定用户是否表现出抑郁障碍症状:

$$\hat{y} = F^*(x) = F^*(x_{t_1},x_{t_2},\cdots,x_{t_m}) \tag{3-14}$$

其中,$\hat{y}$ 表示预测的诊断结果,即用户是否患有抑郁障碍。

在本书,我们提出了一种新颖但更具挑战性的抑郁障碍检测系统范式。系统 $F$ 不仅需要提供检测结果,还需要提供可解释性即诊断证据,并建立交互式聊天模块。

$$(\hat{y},\varepsilon) = F(x) = F(x_{t_1},x_{t_2},\cdots,x_{t_m}) \tag{3-15}$$

其中,$\hat{y}$ 和 $\varepsilon$ 表示诊断结果和生成的诊断解释。此外,系统配备有一个主动与用户互动的交互式聊天模块,该模块可以表示为

$$R_t = F(c_t,h_{t-1},\hat{y},\varepsilon,x) \tag{3-16}$$

其中,$c_t$ 表示用户在第 $t$ 轮提供的输入;$R_t$ 表示系统在第 $t$ 轮生成的回应;$h_{t-1} = R_1,c_2,R_2,\cdots,R_{t-1},c_{t-1}$,表示直到前 $t-1$ 轮为止的对话历史,这里,$h_0 = \text{None}$。

### 2. 抑郁障碍检测系统

#### 1)推文选择器 S

引入推文选择器是为了对用户的过多的帖子进行筛选,因为大语言模型无法处理过长的文本。推文选择器 S 将选择 $n$ 个帖子作为大语言模型的输入:

$$\{x'_{t_1},x'_{t_2},\cdots,x'_{t_n}\} = S(x_{t_1},x_{t_2},\cdots,x_{t_m}) \tag{3-17}$$

其中,$\{x_{t_1},x_{t_2},\cdots,x_{t_m}\}$ 表示特定用户的所有 $m$ 个帖子的集合,而 $x'_{t_1},x'_{t_2},\cdots,x'_{t_n}$ 表示被选中的 $n$ 个帖子的子集。我们尝试了三种推文选择器:随机选择器、最近选择器和情感选择器。随机选择器随机选择 $n$ 个帖子,最近选择器选择最近的 $n$ 个帖子,情感选择器利用情感分析模型根据其负面得分对所有 $m$ 个帖子进行排名,然后选择最负面的 $n$ 个帖子。我们使用 GPT - 3.5 作为情感分析大模型。

### 2)图片描述符 D

该模块采用图像字幕和光学字符识别(Optical Character Recognition,OCR)技术将图像转换为文本信息。这是一个关键的模块,因为许多大语言模型只能处理文本。从图像中提取语义并使用文本描述表示它的一种常见方法是通过图像字幕来实现,该方法先使用开源 Python 包(如 EasyOCR2)从图像中提取文本,之后应用于预训练图像字幕模型 ClipCap,该方法特别适用于为低分辨率网络图像生成高质量的字幕。ClipCap 生成的字幕通常描述图像中描绘的最显著的对象或事件。未来,在 GPT - 4 等能够处理图像的大语言模型的出现后,我们可以直接将图像和文本共同输入模型,无须进行中间步骤。

### 3)专业诊断标准 C

为了让检测系统基于专业知识来执行诊断程序,而不仅仅是分类,我们将《精神障碍的诊断与统计手册》(Diagnostic and Statistical Manual of Mental Disorders,DSM)抑郁障碍诊断标准集成为专业诊断标准 C,如图 3 - 10 所示。DSM 是美国精神病学诊断的主要参考。

| DSM-5标准:重度抑郁障碍 |
| --- |
| (1)抑郁情绪,例如感到悲伤、愤怒、绝望; |
| (2)对几乎所有活动失去兴趣/愉悦感; |
| (3)食欲减少或增加; |
| (4)失眠或嗜睡; |
| (5)精神运动性激越或迟缓; |
| (6)疲劳或缺乏精力; |
| (7)感到无价值或过度/不恰当的内疚; |
| (8)注意力下降; |
| (9)死亡/自杀的想法。 |

图 3 - 10　DSM 诊断标准的简化版本

### 4)演示 Demo

在上下文学习中,通常涉及引入少量演示来使模型学习如何完成给定的任务。具体而言,演示是指将标记样本重新格式化为大语言模型能够理解的基于文本的问题-答案对格式的表示。此外,利用少量演示可以有效地约束大语言模型,使它们能够以固定格式输出结果。

5）思维链 COT

思维链技术涉及将推理步骤纳入演示以获得最终结果。该技术使大语言模型能够基于专业诊断标准 C 检测抑郁障碍并提供诊断证据。思维链演示包括三个元组，即输入、输出和推理步骤。输入包括问题、选项和帖子，而输出表示最终答案（诊断）。思维链中的推理步骤揭示了如何从问题中推导出答案。思维链演示遵循特定的组织格式如下：

**问题**：使用 DSM-5 分析某人的推文，确定其是否患抑郁障碍。

**选项**：[A. 抑郁障碍　　B. 非抑郁障碍]。

**帖子**：[用户的帖子]。

**答案**：[A 或 B]。

**解释**：[推理步骤]。

6）基准抑郁障碍检测模型 $F^*$ 和答案启发式 $A$

在完整数据设置中，为了充分利用所有可用的训练样本，我们引入了传统的抑郁障碍检测模型 $F$，并在整个训练数据集上进行训练。从该模型得到的预测概率被用作答案启发式 $A$，并随后输入大语言模型。这可以用数学方式表示为

$$\{p(A), p(B)\} = F^*(x_{t_1}, x_{t_2}, \cdots, x_{t_m}) \tag{3-18}$$

$$A = \{p(A), p(B)\} \tag{3-19}$$

其中，$p(A)$ 和 $p(B)$ 分别是传统抑郁障碍检测模型预测测试用户是否患抑郁障碍的概率，被视为答案启发式 $A$。具体来说，Time2VecTransformer 被采用作为基本抑郁障碍检测模型。在少样本和零样本设置中，大语言模型不会收到任何答案启发。

7）诊断提示管理器 MD

该提示管理器被设计为将所有线索转换为大语言模型可以理解的语言。具体而言，诊断提示管理器 MD 负责构建提示，指导大语言模型如何诊断用户。我们的提示包括问题、COT 演示、专业诊断标准 C 和答案启发式 $A$，具体如下：

**问题**：使用 DSM-5 分析某人的推文，确定其是否患抑郁障碍。

**选项**：[A. 抑郁障碍　　B. 非抑郁障碍]。

**诊断标准**:[DSM 诊断标准]。

**演示**:[COT 演示]。

**帖子**:[用户的帖子]。

**答案候选**:[A  $P(A)$];[B  $P(B)$]。

**答案**:

**解释**:

其中,COT 演示指的是带有一系列思维的演示。而"帖子"表示从推文选择器 S 和图像描述符 D 获取的推文列表。"答案候选"是使用答案启发式 A 构建的,答案 A 和 B 的置信度分数分别用 $P(A)$ 和 $P(B)$ 表示。这些分数有助于将大语言模型的注意力集中在得分较高的候选答案上。我们将此提示生成的答案视为最终的诊断结果,然后,大语言模型填写"解释"部分以提供诊断证据。

这个提示适用于完整数据设置,其中"答案候选"是使用训练有全数据的基准抑郁障碍检测模型计算得出的。在少样本和零样本设置中,不存在"答案候选"。此外,在零样本设置中使用的提示不包含"演示"。

#### 8)对话提示管理器 MT

对话提示管理器 MT 负责构建提示,指导大语言模型如何根据他们的诊断结果、解释、社交媒体内容和对话历史来回应用户,具体如下:

**指令**:基于用户的推文进行聊天,收集心理信息并提供建议。

**帖子**:[用户的帖子]。

**诊断**:[结果],[解释]。

**对话历史**:[对话历史]。

**输入**:[用户输入]。

其中,[结果],[解释]是系统生成的诊断结果和证据;[用户输入]表示对话中用户的输入。

### 3.3.3 实验

#### 1. 实验设置

##### 1)数据集

本节以两个被广泛使用的抑郁障碍数据集为基准来评估系统的性能,分别是 Twitter 多模态抑郁障碍数据集(Twitter Multimodal Depression Dataset,TMDD)

和微博用户抑郁障碍检测数据集（Weibo User Depression Detection Dataset，
WU3D）。Twitter 和微博都是流行的社交媒体平台，用户可以在这些平台上分享
他们的心理健康问题。TMDD 是英文数据集，WU3D 是中文数据集，两个数据集
都包含文字和图像。Twitter 的限制为 280 个字符，而在 WU3D 中，文本信息更为
详细，帖子最多可达 5,000 个字符。TMDD 通过检测抑郁障碍诊断的提及来确定
抑郁障碍用户，而没有这样的迹象则是对照组健康用户。WU3D 中则是所有抑郁
障碍患者样本都由匿名数据标注专家手动标记，并经过心理学家和精神科医生
审查。

TMDD 包含 1402 名抑郁障碍用户和 1402 名健康对照用户。为了与在全数
据设置中无法访问时使用的实验设置保持一致，我们使用相同的设置进行实验，并
进行了五折交叉验证。在少样本和零样本设置中，我们使用了 1000 个正样本和
1000 个负样本作为评估数据。类似地，对于 WU3D，我们在少样本和零样本设置
中同样使用了 1000 个正样本和 1000 个负样本。TMDD 和 WU3D 的统计数据见
表 3－6 所列。

表 3－6　TMDD 和 WU3D 的统计数据

| | | ♯用户 | ♯推文 | ♯图片 |
|---|---|---|---|---|
| WU3D | 抑郁 | 1000 | 39595 | 15543 |
| （微博） | 非抑郁 | 1000 | 80167 | 48802 |
| TMDD | 抑郁 | 1402 | 232895 | 22195 |
| （Twitter） | 非抑郁 | 1402 | 879025 | 64359 |

2）基线方法

在完整数据设置中，我们将 Chat-Diagnose 系统与几种经典方法进行了比较。
多模态主题丰富辅助学习通过两个辅助任务捕获多模态主题信息，这两个任务与
主要的抑郁障碍检测任务相伴随，分别用于视觉和文本主题建模。多模态时间感
知注意网络（Multimodal Topic-Enriched Auxiliary Learning，MTAL）是一个多模
态模型，结合了 T-LSTM 以考虑帖子之间的时间间隔。"GRU＋VGG－Net＋
COMMA"使用强化学习组件选择具有表示抑郁障碍迹象的文本和图像的帖子，并
用 MLP 对其进行分类。SetTransformer 是基于集合的多模态 Transformer，采用
零位置编码和对用户帖子随机抽样，而 Time2VecTransformer 是一种时间感知的
多模态 Transformer，使用时间丰富的位置嵌入和子序列抽样。在少样本设置中，

我们将 Chat-Diagnose 系统与使用两个训练样本进行 finetuned 的 BERT(base)进行比较；在零样本设置中，我们将 Chat-Diagnose 系统与 PTDD 进行了比较，实验结果比较见表 3-7 所列。

表 3-7　实验结果比较

| 设置 | 模型 | F1 分数 | | PRF | | REC | | ACC | |
|---|---|---|---|---|---|---|---|---|---|
| | | IID | OOD | IID | OOD | IID | OOD | IID | OOD |
| 全数据 | MTAL | 0.842 | — | 0.842 | — | 0.842 | — | 0.842 | — |
| | GRU+VGG+COMMA | 0.900 | — | 0.900 | — | 0.900 | — | 0.900 | — |
| | MTAN | 0.908 | | 0.885 | | 0.931 | | — | |
| | SetTransformer | 0.927 | — | 0.921 | — | 0.934 | — | 0.926 | — |
| | Time2VecTransformer | 0.931 | 0.804 | 0.937 | 0.820 | 0.925 | 0.788 | 0.931 | 0.808 |
| | Chat-Diagnose 系统 (ChatGPT) | 0.936 | **0.894** | 0.973 | **0.925** | 0.903 | **0.865** | 0.939 | **0.897** |
| | Chat-Diagnose 系统 (GPT-3) | **0.946** | 0.864 | **0.979** | 0.904 | **0.915** | 0.828 | **0.948** | 0.870 |
| 少样本 | BERT(base) | 0.696 | 0.587 | 0.710 | 0.595 | 0.6825 | 0.58 | 0.703 | 0.593 |
| | Chat-Diagnose 系统 (ChatGPT) | 0.815 | 0.797 | 0.882 | **0.870** | 0.758 | 0.735 | 0.825 | 0.813 |
| | Chat-Diagnose 系统 (GPT-3) | **0.870** | **0.851** | **0.886** | 0.856 | **0.855** | **0.848** | **0.872** | **0.853** |
| 零样本 | PTDD | 0.587 | 0.563 | 0.593 | 0.569 | 0.58 | 0.556 | 0.591 | 0.568 |
| | Chat-Diagnose 系统 (ChatGPT) | **0.715** | **0.703** | **0.738** | **0.707** | 0.693 | **0.700** | **0.724** | **0.705** |
| | Chat-Diagnose 系统 (GPT-3) | 0.689 | 0.656 | 0.652 | 0.671 | **0.730** | 0.643 | 0.669 | 0.664 |

注：完整数据表示使用所有可用的训练数据，少样本表示仅使用两个训练样本，零样本表示在没有任何训练样本的情况下进行评估；IID 和 OOD 分别表示评估数据是属于独立同分布或是分布外的数据；加粗字体表示同一设置下同一指标的最高值。

3）实现细节

在实验中，我们使用了公开的被广泛使用且易于获取的 Chat GPT 和 GPT-3 作为底层大语言模型。对于每个用户，我们选择了四篇帖子，其中包含正面与负面两种类型的演示,旨在展示 Chat-Diagnose 系统在泛化能力方面的有效性。为此,我们利用了 Tex Attack 工具为 TMDD 生成了分布外测试数据。这些数据集的原始测试数据称为分布内测试数据。具体来说,我们通过用在视觉上相似但语义不同的词替换原始词和删除单词中的某些字符来生成分布外样本,如将"name"替换为"nme"。

### 2. 数量分析

#### 1)主要结果

表 3-7 展示了在独立同分布和分布外评估数据上,完整数据、少样本和零样本的实验结果。

独立同分布:在不同的数据设置和指标下,Chat-Diagnose 系统取得了最佳的性能结果。在完整数据设置中,我们利用了当前 SOTA 模型(即 Time2VecTransformer)的结果作为答案启发,并获得了更好的结果。具体来说,F1 分数从 0.931 增加到 0.946,这表明 Chat-Diagnose 系统可以校准其他模型的结果。在少样本设置中,Chat-Diagnose 系统优于基于 BERT 的分类模型,F1 分数显著提高,从 0.696 增加到 0.870。在零样本设置中,Chat-Diagnose 系统也比 PTDD 表现出明显提升。此外,与基于 BERT 的方法相比,Chat-Diagnose 系统在少样本设置中表现出更大的优势,表明在上下文学习中可以更好地利用少样本。

分布外:表 3-7 中的结果表明,Chat-Diagnose 系统对于数据分布外的数据具有稳健性。在完整数据设置中,分布外数据导致传统的抑郁障碍检测模型 Time2VecTransformer 的性能显著下降,F1 分数从 0.931 降至 0.804。Chat-Diagnose 系统利用 Time2VecTransformer 的结果作为最终预测的答案启发,表现出更强的稳健性,F1 分数从 0.946 降至 0.864。在少样本和零样本设置中,由于没有答案启发模块,Chat-Diagnose 系统表现出更强的稳健性,F1 分数分别从 0.870 和 0.689 分别降至 0.851 和 0.656。

此外,我们还使用两种不同的基础语言模型,GPT-3 和 ChatGPT 进行了额外的实验,以探究 Chat-Diagnose 系统的泛化能力。结果表明,Chat-Diagnose 系统显著提升了这两种模型的性能。然而,ChatGPT 的高生成灵活性使得抑郁障碍检测更具挑战性,导致其性能略低于我们使用 GPT-3 的系统。总体而言,这些发现突显了 Chat-Diagnose 系统在不同基础语言模型中检测抑郁障碍方面的有效性和多功能性。此外,ChatGPT 在零样本设置下表现突出,而 GPT-3 更适合利用少样本演示。

### 2）对每个模块的消融研究

各模块对 Chat-Diagnose 系统性能的影响见表 3-8 所列。由于某些模块的协同性质，我们进行了迭代的消融研究以观察它们的影响。当我们从系统中移除了答案启发式 $A$，即不再使用其他训练于完整数据的抑郁障碍检测模型的结果，并转向少样本设置时，系统的性能相应下降。进一步移除 COT，即来自演示 Demo 的诊断证据，我们发现在 TMDD 和 WU3D 上性能也进一步显著下降，F1 分数分别降至 0.789 和 0.802，这表明在演示中提供 COT 确实可以提高性能。此外，移除 COT 后，我们在后续的案例研究中发现系统不再提供诊断证据。接着，我们移除了专业诊断标准 $C$，此时系统无法再基于专业标准对抑郁障碍进行诊断。尽管大型语言模型可能包含大量心理知识，但移除专业诊断标准 $C$ 导致在两个数据集上 F1 分数分别降至 0.702 和 0.691。最后，我们完全移除了演示 Demo，此时在提示中仅有指令、选项和用户发帖，这导致 TMDD 和 WU3D 的 F1 分数分别降至 0.662 和 0.675。

表 3-8　各模块对 Chat-Diagnose 系统性能的影响

| | TMDD　F1 分数 | WU3D　F1 分数 |
| --- | --- | --- |
| Chat-Diagnose 系统 | 0.946 | — |
| w/o $A$ | 0.870 | 0.902 |
| w/o $A$,COT | 0.789 | 0.802 |
| w/o $A$,COT,C | 0.702 | 0.691 |
| w/o $A$,COT,Demo | 0.689 | — |
| w/o $A$,COT,C,Demo | 0.662 | 0.675 |

注：A 是从已有模型中提取的答案启发式，该模型是通过完整数据训练的；COT 表示在演示中包含的思维链；C 表示专业诊断标准；Demo 指的是少样本演示。

### 3）对不同推文选择器 S 的消融研究

图 3-11(a)(b)展示了 Chat-Diagnose 系统在 TMDD 和 WU3D 上使用三种不同推文选择器的性能。其中，情感选择器始终表现出色，表明其能够有效地过滤出与抑郁障碍相关的推文。这表明情绪分析可以用于检索更相关的帖子，从而提高系统的效率。

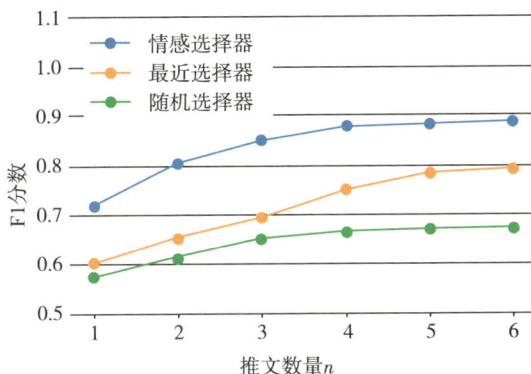

（a）推文选择器和推文数量在TMDD上的影响

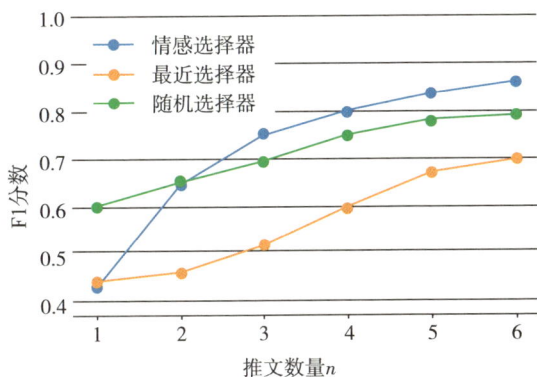

（b）推文选择器和推文数量在WU3D上的影响

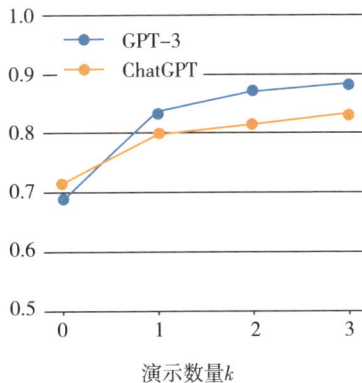

（c）演示数量的影响

图 3-11　不同推文选择器 S 的消融

4）n（选定帖子的数量）的影响

总体而言，如果选定的帖子数量太少，将无法提供足够的信息，导致性能下降；如果选定的帖子数量太多，则会引入不相关的内容和更长的上下文，这对大语言模型提出了更大的挑战。然而，对于最近选择器来说，更多的帖子显然会带来更多有用的信息，而不是更多的不相关内容。

5）k（演示数量）的影响

一般来说，提供的演示数量越多，性能越好。我们观察到，在 $k=0$ 到 $k=1$ 时，性能有显著提升，因为演示可以帮助格式化大语言模型的输出。然而，由于可以输入到大语言模型中的 token 总数是有限的，提供过多的演示并不一定会带来更好的改善效果。换句话说，增加演示数量的好处存在边际收益递减的情况。此外，我们发现,在零样本设置中,ChatGPT 的表现优于 GPT - 3,而 GPT - 3 却可以更好地利用演示。

### 3.3.4　结论

在本节,我们提出了一个新的在社交媒体中的抑郁障碍检测范式。Chat-Diagnose 大语言模型增强抑郁障碍检测系统在独立同分布和分布外数据方面均取得了较好的性能,并且具备了可解释性和互动性。在对用户进行检测后,Chat-Diagnose 系统通过对话并基于专业诊断标准和个人社交媒体内容提供诊断证据。此外,在对话系统中,用户可以根据 Chat-Diagnose 引导提供有关其心理状态和社交媒体的更多信息,从而使 Chat-Diagnose 系统可以更好地评估用户的心理状态,并提供定制和个性化的建议。

# 第 4 章　图神经网络

图神经网络(Graph Neural Networks,GNNs)是一种专门用于处理图结构数据的深度学习模型,其能够有效地捕捉节点之间的关系和图的结构信息,通过消息传递机制在图、节点之间传播信息,从而学习到节点和图的特征表示。GNNs在许多领域得到了广泛应用,包括社交网络分析、推荐系统和生物信息学等。

## 4.1　基于图神经网络的抑郁障碍识别方法

### 4.1.1　图神经网络概述

早期的图神经网络研究可以追溯到 20 世纪。当时,研究人员尝试使用邻接矩阵或相似性矩阵来表示图数据,并使用传统的神经网络架构进行处理。然而,由于计算资源有限,这些方法在当时并没有引起广泛关注。近年来,得益于计算资源的大幅增加以及新颖方法和思维的涌现,图神经网络取得了重大的突破和进展。研究人员开始探索如何将神经网络模型应用于图数据。2017 年,Thomas Kipf 和 Max Welling 提出了图卷积网络的概念,这是图神经网络研究的重要里程碑。这一方法不仅改变了传统图数据处理的方式,还为图数据中的节点分类、链接预测和图表示学习等任务提供了一种全新的解决思路。在 GNNs 中,图被表示为由节点和边组成的数据结构,其中节点代表不同的实体,例如用户、蛋白质、网页链接等,而边则用于表示这些实体之间的关系。由于这种图数据结构可以有效地捕获实体之间的复杂关联和交互,因此被广泛应用于多个任务,包括图像分类、社交网络分析以及推荐系统等。具体来说,GNNs 将每个节点映射为一个向量以捕获其特征信息,并利用信息聚合函数将相邻节点的信息融合到目标节点的表示中,以有效地进行信息传递和整合。这通常涉及对相邻节点嵌入表示的加权求和或拼接操作。

例如,为了识别与癌症相关的细胞群落,Wang 等人从细到粗地学习细胞外观、微环境和拓扑结构,利用图神经网络聚合细胞实例级别、细胞群落级别用于病理图像分类的图像级特征表示,从而对病理图像进行分析和分类。Dong 等人利用基于超像素的图注意力网络和基于像素的卷积神经网络进行高光谱图像分类和图注意力网络的加权特征融合。为了提供高效且个性化的网络服务,Tang 等人设计了一种基于图神经网络的自适应网络编码器,并将其用于社交网络来联合对用户属性和拓扑结构建模,以实现两个典型的对齐原则:拓扑一致性和属性一致性。Sun 等人提出了一种基于图神经网络的推荐模型,该模型将推荐系统中的数据分成分别针对用户和物品的两个加权同质网络,解决了异构信息聚合问题。为了更好地利用全局用户和项目信息,Yin 等人进一步设计了一个注意力机制,从而提取不同用户嵌入特征的权重。

## 4.1.2 图神经网络及其在抑郁障碍领域的应用

在抑郁障碍识别任务中,基于图神经网络的方法受到了广泛的关注,并且取得了显著的研究进展。这些方法的兴起得益于图神经网络的出色性能,它们能够有效地捕获数据之间的复杂关系,从而为抑郁障碍的诊断和预测提供全新的思路。以下是一些基于图神经网络的抑郁障碍识别方法相关的研究工作。

### 1. 多模态数据融合

在抑郁障碍识别任务中,研究人员通常会面对来自不同模态的数据,如文本、图像、语音等。基于图神经网络的方法可以有效地融合这些多模态数据,构建一个统一的图结构,以捕获不同模态之间的关联性和交互影响。这种融合有助于提高诊断性能。例如,Li 等人构建了一个异构图来模拟参与者的抑郁状态,并使用图注意力网络来聚合抑郁线索的片段。此外,为了充分利用多个脑连接中的丰富信息,Kong 等人提出了一个多连接表示学习框架,集成来自结构连接、功能连接和动态功能连接的拓扑结构表示,并开发了一种新颖的多模态融合模块,用于抑郁障碍的自动诊断。

### 2. 特征表示学习

特征表示学习的任务是从多模态数据中提取和学习抑郁状态相关的特征。抑郁障碍是一种多因素、复杂的心理疾病,传统的手工特征提取方法往往难以充分捕获数据中的潜在信息,而图神经网络能够有效地挖掘数据之间的关系,进一步增强模型对抑郁障碍相关特征的抽取和表达能力。

例如,研究人员提出了一种新颖的节点属性学习模型,该模型捕获每个单词特定节点的嵌入,并根据单词间的关联进行节点更新。此外,为了将功能磁共振成像网络的拓扑结构和节点内容嵌入低维特征表示中,Noman 等人利用图嵌入建模方法将学习到的特征用于深度全连接神经网络的特征输入,并基于此进一步区分抑郁障碍组和健康对照组。Kuo 等人提出了一种早期抑郁障碍检测框架,该框架将每个用户视为动态的时间演化属性图,并利用监督对比学习来对不同尺度下用户表示的一致性建模,从而区分抑郁障碍组和健康对照组。

### 3. 脑拓扑结构分析

研究人员运用图神经网络技术来分析脑部数据的连接模式,从而将不同脑区之间的关系建模成图结构。脑拓扑结构将不同脑区之间的连接关系以图边的形式呈现。通过采用基于图神经网络的方法,研究人员可以探索与抑郁障碍相关的脑部模式和特征,从而更深入地了解这一疾病的神经机制。这种方法从全新的角度研究抑郁障碍,并揭示了大脑内部的复杂互动,为抑郁障碍的神经生物学提供了重要线索。

基于脑拓扑结构和信号传递,研究人员能够发现与抑郁障碍相关的脑部模式和特征,从而更深入地了解这一疾病的神经机制。例如,Yu 等人利用 fNIRS 数据的时间和空间特征,将每个通道的基本统计学指标提取为时间特征,通道连接性提取为空间特征。其中时间特征视为节点特征,空间特征视为边权重。该数据被进一步输入图神经网络进行训练从而识别抑郁障碍。Sun 等人提出了一种基于多粒度图神经网络的抑郁障碍识别方法,该方法利用图神经网络来学习多粒度功能神经网络上大脑功能区域之间的拓扑结构特征和大脑显著性模式。

### 4. 可解释性分析

近年来,深度学习方法,尤其是图神经网络,已经在抑郁障碍的研究和识别领域取得了显著的进展。然而,这些复杂的模型通常被认为是"黑盒"模型,其内部运作和决策过程难以解释。因此,研究人员日益关注如何运用可解释性分析的方法来深入研究和解剖图神经网络,以更清晰地了解抑郁障碍的神经机制。这一方法不仅有助于揭示网络中的关键节点和连接,还有助于对抑郁障碍的准确识别和有效治疗。例如,CI-GNN 设计了一种可解释模型,在图变分自动编码器框架下分别编码原始图的因果和非因果信息,并通过信息约束进行正则化,从而识别与因果关系相关性最高的子图(即大脑区域内的功能性连接)。此外,一些学者认为不同的抑郁障碍患者可能表现出不同的症状,而个体症状可以提供更细粒度的患者病情信息。因此,Milintsevich 等人采用了一种症状网络分析方法,以不同的视角来看待抑郁分类问题。这一方法将关注点从抑郁障碍的分类转向了基于症状的个性化分析,从而为医疗决策提供更具说服力的解决方案。

综上所述,基于图神经网络的抑郁障碍识别方法为研究人员提供了一个强大的工具,用以深入分析患者的生理、心理数据,从而为抑郁障碍的早期诊断和治疗提供更准确的判断。随着技术和研究的进一步推进,未来有望在抑郁障碍的诊断和治疗方面取得更大的突破,从而继续推动精神健康的发展。

## 4.2　基于脑拓扑结构的抑郁障碍识别方法

脑电信号是一种重要的生物电信号,为大脑功能和活动提供了宝贵的信息,可通过将电极放置在头皮上采集并记录头皮电活动。近年来,脑电信号已被广泛应用于神经系统疾病的检测并取得了良好的性能,如抑郁障碍检测。然而这些工作还存在以下局限性:复杂的神经机制使其难以预先构建脑拓扑结构,高维数据压缩造成的信息损失,二进制标签无法有效处理数据类内可分性和类间紧凑性等。为了解决这些问题,本节提出了一种基于脑拓扑结构的抑郁障碍识别方法(Brain Topology - Based Depressive Disorder Recognition Method,BrainTop)。具体而言,首先根据脑电信号之间的相似度来估计电极的局部连接关系,并进一步引入了基于左右半脑电极之间的全局连接,从而将脑电信号表达为图结构数据;随后对模节点的重要性建模,并利用多个自注意力图池化模块对输入图进行迭代优化,这一过程旨在最大程度地保留图上的信息;最后将多层向量累加以获得统一的图级别向量表示。此外,本节选择软标签而不是二进制标签来描述样本,从而为样本在标签空间中提供了一种细粒度的表示,进一步增强了特征的区分度和信息表征能力。

### 4.2.1　概述

抑郁障碍是一种常见的神经系统疾病,抑郁障碍患者大多会表现出失眠、焦虑以及易怒等症状。目前,临床上对抑郁障碍的诊断主要依赖于医生面对面的访谈和精神病学自我报告问卷,如患者健康问卷 9 项(PHQ - 9)、贝克抑郁量表和抑郁自评量表等。然而,这些方法存在一定的局限。传统的面对面访谈虽然具有一定的准确性,但容易受到主观因素的干扰,如患者的主观感受和医生的专业程度。自我报告问卷虽然简单易行,但同样受到患者主观意愿的影响,会导致潜在的诊断偏差。这些方法难以满足大规模抑郁障碍筛查和早期诊断的需求。

近年来,一些研究开始探索计算机辅助的抑郁障碍识别方法,特别是基于脑电信号的抑郁障碍检测。这些研究发现为基于脑电的抑郁障碍检测提供了坚实的理论基础,并使其成为探索抑郁障碍潜在生物学机制的重要工具。事实上,脑电信号记录了大脑皮层电压波动的信息,反映了神经元微妙的活动变化。早期的研究主要侧重于提取各种统计学特征或手工设计的特征,以用于训练后续的分类器。然而,由于脑电信号的复杂性,这些传统特征往往无法全面、充分地反映抑郁障碍患者的心理健康状态,因而这些研究仍然处于起步阶段。此外,特征提取过程独立于后续的分类器训练,这导致了特征提取模型与分类器之间需要相互协调。为了克服这些缺陷,近期基于脑电信号的方法已经开始采用深度学习技术,以提取更具表征性的特征并实现端到端的学习范式。这种方法的显著优势在于其能够有效地挖掘脑电信号中的复杂模式,从而提高抑郁障碍的预测性能。这标志着抑郁障碍识别方法朝着更加客观、高效的方向迈出了重要的一步。

现有的基于脑电信号的深度抑郁障碍识别方法大致可以分为两类,即基于卷积神经网络和基于图神经网络。基于卷积神经网络的模型通常根据电极放置位置将原始脑电信号转换为二维信号。然而,由于脑电电极实际上位于三维球状体表面,基于卷积神经网络的方法在其初期阶段可能引入一定程度的干扰。而在基于图神经网络的模型中,研究人员通常将脑电信号表述为一个图结构,其中每个节点对应一个电极,边代表电极之间的连接关系,这种图模型有利于捕捉电极之间潜在的相互作用。现阶段,基于图神经网络研究主要侧重于对固有的流形结构进行编码,并进一步设计图池化网络以获得紧凑的图级嵌入。

现有的基于图神经网络的方法仍然存在以下挑战。首先,脑拓扑结构反映了大脑结构和功能的连通性,复杂的神经机制使其难以预先构建邻接矩阵。常见的解决方案是对所有的节点对进行编码,从而得到一个密集的全连接脑拓扑结构,但这种方法可能导致部分冗余连接并增加了计算开销,从而影响信息传播的效率。其次,图池化操作往往会造成信息丢失,特别是在高维脑电抑郁障碍识别的任务中,每个脑电电极都有可能包含有用的信息,即使重要性较低的节点也可能承载特定任务的信息,因此,直接删除不重要的节点不可避免会导致信息损失。为了更好地克服上述两大挑战,本节采用了以下策略。

(1)通过联合考虑局部和全局相关性为抑郁障碍识别任务构建脑拓扑结构。

具体来说,BrainTop 根据脑电信号之间的相似度来估计连接关系。然而,这种方法确定的脑拓扑结构只捕捉到局部电极连接,因此,我们进一步引入了位于左右半脑之间电极的全局连接,以构建更加完整的面向抑郁障碍的脑拓扑网络。

(2)通过自注意力机制克服了传统图池化带来的信息损失问题。具体来说,BrainTop 根据学习到的图节点的重要性得分自动识别出前 $k$ 个节点,并建立学习重要性较低的节点与其他节点之间的自注意力矩阵,从而将重要性较低的节点信息整合到重要性较高的节点中,缓解信息损失的问题。

在抑郁障碍识别任务中,本节利用软标签并采用显式建模策略以提高模型的性能。一个简单的含 4 个受试者的 PHQ-9 示例见表 4-1 所列,临床上具有相同标签的样本在 PHQ-9 项目上可能存在显著差异(例如,样本 #1 和 #2,样本 #3 和 #4)。此外,样本 #2 和 #3 之间的各项 PHQ-9 分数相对较为接近,却被分配了不同的标签。这些结果表明,传统的基于二进制标签的分类方法忽略了同一类样本内部的差异,无法有效应对具有细微 PHQ-9 分数差异的不同类样本之间的关系。这一现象表明,基于二进制标签的分类方法可能难以充分捕捉到样本之间微妙的差异,无法有效应对类内可分性和类间紧凑性。因此,本节选择采用软标签来描述样本,从而在标签空间提供了一种粒度更细的标签表示方式。此外,多任务学习研究已经明确指出,多个任务之间通常存在一定的相关性。当前关于抑郁障碍检测任务的研究通常隐式地建立了分类任务和回归任务之间的关系,通过反向传播来实现多个任务之间的相互作用。然而,这种隐式的学习方式大多具有一定的局限性,无法完全反映任务之间丰富的相关信息。本节的损失函数采用了 Jensen-Shannon 散度用于明确优化标签和回归空间之间的关系,从而增强多个任务之间的相互作用。

表 4-1 一个简单的含 4 个受试者的 PHQ-9 示例

| PHQ-9 | 受试者 | | | |
|---|---|---|---|---|
| | #1 | #2 | #3 | #4 |
| 做什么事都感到没有兴趣或乐趣 | 1 | 0 | 1 | 2 |
| 感到心情低落 | 0 | 0 | 0 | 3 |
| 入睡困难、很难熟睡或睡太多 | 0 | 1 | 1 | 2 |
| 感到疲劳或无精打采 | 1 | 1 | 1 | 1 |
| 胃口不好或吃太多 | 0 | 1 | 1 | 2 |

（续表）

| PHQ - 9 | 受试者 | | | |
|---|---|---|---|---|
| | #1 | #2 | #3 | #4 |
| 觉得自己很糟或很失败，或让自己或家人失望 | 0 | 1 | 1 | 3 |
| 注意很难集中，例如阅读报纸或看电视 | 0 | 0 | 0 | 3 |
| 动作或说话速度缓慢到别人可察觉的程度，或烦躁或坐立不安 | 0 | 0 | 1 | 1 |
| 有不如死掉或用某种方式伤害自己的念头 | 0 | 0 | 0 | 3 |
| 分数（阈值＝5） | 2 | 4 | 6 | 22 |
| 是否抑郁 | N | N | Y | Y |

注：本量表的主要统计指标为总分，即各条目分数的总和。每个项目的得分范围为0～3分，总分范围为0～27分。0分：完全不会；1分：几天；2分：一半以上的日子；3分：几乎每天。

基于上述分析，本节提出了一种基于脑拓扑结构的抑郁障碍识别方法，该方法的贡献主要如下：

（1）利用脑电信号的相似性探索脑拓扑结构的局部连接，同时结合左右半脑的电极信息以确定全局连接，从而构建特定任务的脑拓扑结构。

（2）提出的自注意力图池化模块自动识别前 $k$ 个节点，并将这些重要性较低节点的信息集成到重要性较高的节点中，有效避免了信息丢失。

（3）用软标签代替二进制标签来描述样本，这一策略使得人们更深入地探索类内差异性和类间相似性。

## 4.2.2　相关工作

### 1. 基于脑电信号的抑郁障碍识别方法

传统基于脑电信号的抑郁障碍识别方法通常包括两个步骤：特征提取和分类。Sun 等人提取脑电信号的多个手工特征，并使用不同的分类器确定最优特征子集。Cai 等人融合不同形态的线性和非线性描述符，并基于遗传方法学习最优融合权值。Zhang 等人计算 64 通道静息态脑电信号的相位滞后指数，并使用随机森林来区分抑郁障碍患者和健康被试者。进一步地，研究人员提出了一种鲁棒的谱空间脑电特征描述符，然后利用支持向量机分类器实现抑郁障碍的检测。Shen 等人通过识别抑郁障碍相关通道减少了信息冗余和计算复杂度。Shen 等人提出了一种基于正则化参数的脑电信号内在特征提取方法，通过经验模式分解来挖掘脑电信号的内在结构，用于抑郁障碍识别。尽管这些方法取得了优异的性能，但它们通常需要专家来参与设计和提取特征,这使得模型的开发和调整变得相对复杂且耗时。另外,这些手工特征可能限制了模型的适用性,特别是在新领域或新任务的背景下,因为需要重新设计和提取适用的特征。特征提取和后续分类器之间的整合经常涉及手工调整的参数,这增加了模型的不确定性和复杂性。

深度学习模型的关键优势在于其能够自动从原始数据中提取深层且抽象的特征,而无须依赖烦琐的预定义特征过程。这一特性使得深度学习在抑郁障碍检测任务中具有显著的性能优势。例如,Betul 等人提出了一种基于卷积神经网络和长短期记忆递归神经网络的深度模型,其中卷积神经网络用于学习空间信息,长短期记忆递归神经网络用于探索时间信息。研究表明,抑郁障碍患者的情绪冲突控制受到损害,并影响其行为模式和决策执行,进而导致社交互动功能障碍。因此,Li 等人通过在脑电信号上应用动态因果模型技术来研究抑郁障碍患者冲突监测过程的异常神经基础。

尽管这些方法取得了良好的性能,但由于脑电电极实际位于球形空间中,导致了传统的卷积神经网络无法充分反映大脑的拓扑结构,从而限制了抑郁障碍预测模型的性能。与之相比,基于脑拓扑结构的抑郁障碍识别方法 BrainTop 捕捉脑电电极在球形空间中的分布特征,从而可以更有效地捕捉不同脑区之间的关系,帮助区分健康被试者和抑郁障碍患者,这有助于更全面地了解大脑的复杂性。

### 2. 脑拓扑结构

脑拓扑结构是指大脑中神经元相互连接和交互的模式或网络结构。这种结构描述了不同脑区之间的联系方式,包括神经元之间的突触连接和信息传递路径。事实上,脑拓扑结构对于理解大脑功能和认知过程至关重要,它有助于研究人员揭示不同脑区域之间的协同作用以及不同脑拓扑结构在不同任务和认知活动中的作用。通过研究脑拓扑结构,科学家可以更深入地了解有关脑部疾病、认知功能、情感处理、学习和记忆等。

在这一背景下,Lynn 等人在他们的研究中采用了空间嵌入和能量最小化的约束,描述了脑拓扑结构组织的原则,并以结构布线为实例结合大脑拓扑结构功能模型研究神经活动结构之间的连接,从而构建脑拓扑结构。此外,研究人员还利用静息态功能磁共振成像来确定功能性连接,并重点关注功能性大脑拓扑结构的整体组织。此外,他们还探究了这些新的功能连接工具在探索已知疾病(如阿尔茨海默病、精神分裂症和多发性硬化症)方面的潜在价值。Cui 等人设计了基于 GNN 的脑拓扑结构分析框架,该框架通过介绍脑拓扑结构的构建过程和结构神经成像模式,并采用模块化图神经网络设计,以实现标准化的操作。Watts 和 Strogatz 等人利用中心性指标(如度数、介数、接近度和特征向量中心性)确定大脑内的关键区域。此外,Chen 等人提出联合学习动态扩散图,并对脑电波扩散模式进行建模,自适应地学习脑电电极之间的连接关系。Zhang 等人提出了一种稀疏模型,该模型通过对电极之间功能关系强度的加权图施加稀疏性约束来提高情感识别性能。Zheng 等人提取 360 个大脑区域中每个区域的 7 个形态特征,并使用弹性网络量化每个目标区域与其他区域之间的相似性,然后使用相似性构建基于多特征的网络,最后将其输入支持向量机分类器以对两组的受试者进行分类。

目前抑郁障碍已被证明与脑结构连通缺陷有关,抑郁障碍患者的结构性大脑拓扑结构变化表明整体连接强度以及全局效率降低。鉴于此,Chen 等人详细描述了抑郁障碍患者大脑结构连接的紊乱情况,并强调了脑拓扑结构在心理放射学领域作为诊断生物标志物的重要潜力。Yang 等人对全脑功能网络进行全面研究,并采用了基于图论的方法来提取拓扑特征,包括全局效率、局部效率以及节点效率等。实验结果清晰地揭示了抑郁障碍患者的功能性大脑拓扑结构出现了被破坏的情况。此外,已有研究表明,白质中包含可靠且稳定的拓扑组织的功能信息,因此,研究人员从白质的角度来构建脑拓扑结构。Zhong 等人提出了一种用于基于脑电的情绪识别正则化图神经网络,该网络考虑不同大脑区域之间的生物拓扑结构,以捕获不同脑电通道之间的局部和全局关系。此外,断层扫描研究表明,不同大脑区域采样的脑电电极可能与大脑的不同功能相关,因此电极之间的功能关系可能是高度局部化相关且全局稀疏。鉴于浅层静态图结构无法动态地反映抑郁障碍患者的脑拓扑结构变化,Kong 等人提出了一种用于抑郁障碍诊断的新型多阶段图融合网络。该网络首先计算功能连接以更好地表征白质和灰质之间的相互作用,接着通过深度子空间学习模型获得不同阶段的特征表示,并在每个阶段的自我表达约束下构造多个图。

本节从全局连接和局部连接两个角度出发,以更全面地理解大脑内部的连接模式。全局连接关注左右半脑之间的连接,特别是对称连接,这有助于揭示大脑的双侧协同工作以及信息在不同大脑半球之间的平衡分布。局部连接的研究聚焦于小范围脑区之间的相互关系,这有助于识别特定任务或认知功能所涉及的局部脑拓扑结构,包括不同脑区域之间的局部信息传递和功能特性。通过综合这两个角度的研究，可以更全面地了解大脑的连接模式，这为脑拓扑结构和神经科学领域的进一步研究提供了新的见解和方法。

### 4.2.3 本节方法

#### 1. 模型框架

图 4-1 为 BrainTop 的总体框架，具体来说可分为三个阶段：脑拓扑结构构建阶段、自注意力图池化阶段和抑郁障碍预测阶段。第一阶段通过深入研究脑电电极之间的全局和局部关系来构建脑拓扑网络，为后续的图学习奠定基础。第二阶段引入多个自注意力图池化模块，迭代学习图数据，同时尽可能保留有关图的重要信息，进一步对输出的图数据进行池化操作，以生成统一大小的向量表示。第三阶段将多个特征向量相加，形成了脑电信号最终的特征表示。抑郁障碍预测使用简单的 MLP 网络，同时对软标签和 PHQ-9 分数进行预测，为抑郁障碍的诊断提供支持。

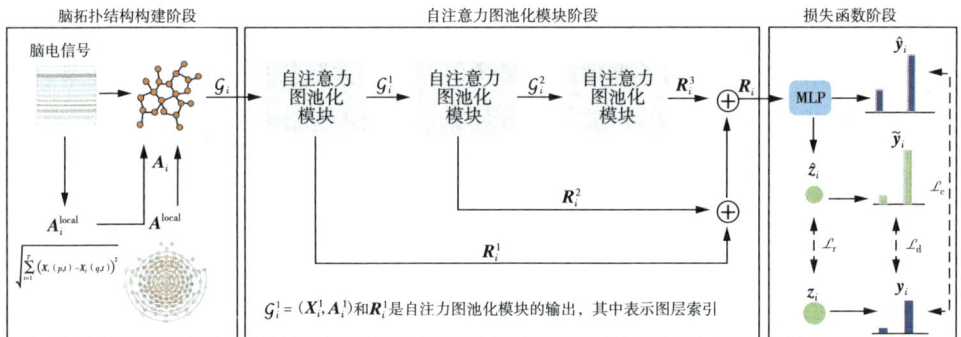

图 4-1 BrainTop 的总体框架

#### 2. 符号定义

给定含 $N$ 个样本的训练集 $\{\Theta_i\}_{i=1}^N$，每个样本表示为 $\Theta_i = (g_i, y_i, t_i, z_i)$，$i \in 1, \cdots, N$，其中 $g_i = (X_i, A_i)$。$X_i \in \mathbf{R}^{E \times T}$ 代表脑电信号，其中 $E$ 和 $T$ 分别代表电极数量和时间戳。$A_i \in \mathbf{R}^{E \times E}$ 表示第 $i$ 个受试者脑拓扑结构。$g_i^l$ 是被馈送到第 $l$ 层（$l \in 1, \cdots, L$）的第 $i$ 个样本，其对应的图和邻接矩阵记为 $X_i^l \in \mathbf{R}^{E^l \times T^l}$ 和 $A_i^l \in \mathbf{R}^{E^l \times E^l}$，其中 $E^l$ 和 $T^l$ 分别表示第 $l$ 层的节点数和特征维度。此外，每个受试者都有一个二进制标签 $y_i$、一个 PHQ-9 评分 $z_i$ 以及一个软标签 $t_i = [t_i^{\text{NC}}, t_i^{\text{MDD}}]$。

现有的基于脑电信号的抑郁障碍识别方法大多对特征表示及其对应的二进制标签之间的映射函数建模,尽管已经取得了良好的性能,但它们常常忽略样本之间的类内差异性和类间相似性。为此,本节提出利用 PHQ-9 评分作为辅助信息来构建软标签。PHQ-9 评分的范围为 0～27,阈值为 5。简而言之,如果受试者的 PHQ-9 评分超过 5 分,那么将其归为抑郁障碍患者;反之,如果得分小于或等于 5 分,则被视为健康被试者。基于这一设定,对 PHQ-9 评分进行了归一化,以生成软标签 $t_i\left(t_i^{\mathrm{MDD}}=\dfrac{z_i}{27}, t_i^{\mathrm{NC}}=1-\dfrac{z_i}{27}\right)$。因此,在预测阶段,分类器采用了 $\dfrac{5}{27}$ 作为阈值,即当个体的预测概率 $t_i^{\mathrm{MDD}}$ 大于 $\dfrac{5}{27}$ 时,将其判定为抑郁障碍患者;反之,则判定为健康被试者。

### 3. 脑拓扑结构的构建

邻接矩阵 $\boldsymbol{A} \in \mathbf{R}^{E \times E}$ 用于描述电极之间的连接关系,其中 $E$ 表示电极的数量。$A_i(p, q)$ 表示第 $i$ 个受试者第 $p$ 个电极与第 $q$ 个电极之间的连接关系。若第 $p$ 个和第 $q$ 个电极相连,则 $A_i(p, q)=1$,反之则为 0。需要注意的是,邻接矩阵 $\boldsymbol{A}_i$ 的构建由局部连接和全局连接共同决定,具体定义如下。

$$\boldsymbol{A}_i = \boldsymbol{A}_i^{\text{local}} + \boldsymbol{A}^{\text{global}} \tag{4-1}$$

研究表明,脑电信号之间的相似性直接反映了大脑局部区域之间的相互关系。因此,在脑拓扑结构的研究中,电极之间的距离定义如下:

$$d_i(p, q) = \sqrt{\sum_{t=1}^{T}\left(\boldsymbol{X}_i(p, t) - \boldsymbol{X}_i(q, t)\right)^2} \tag{4-2}$$

基于以上分析,电极之间的局部连接被初始化为

$$\begin{cases} \boldsymbol{A}_i^{\text{local}}(p, q) = 0, \dfrac{\delta}{d_i^2(p, q)} < \tau \\[2mm] \boldsymbol{A}_i^{\text{local}}(p, q) = 1, \dfrac{\delta}{d_i^2(p, q)} \geqslant \tau \\[2mm] \boldsymbol{A}_i^{\text{local}}(p, q_{\text{top-3}}) = 1, \dfrac{\delta}{d_i^2(p, q)} < \tau \end{cases} \tag{4-3}$$

其中,$\delta$ 和 $\tau$ 为常数。

从理论上看,大脑的拓扑结构通常表现出一种局部密集连通性,而整个脑拓扑结构通常呈现出稀疏性质。为了处理这一问题,本节采用了一个阈值函数,以选择与脑拓扑结构相关的连接并移除无效的连接。具体来说,连接的强度低于阈值被视为无效并被删除,而强度等于和高于阈值的连接则被视为有效并得以保留。以往的研究表明,脑部网络中的有效连接约占所有连接的 $20\%$。因此,为了确定合适的阈值,我们将参数 $\delta$ 和 $\tau$ 分别设定为 10 和 0.1。此外,还需要解决孤立节点的问题,这些节点与其他节点的距离未满足连接的阈值要求,如果降低阈值,将引入大量无效连接,而提高阈值则会丢失很多有效连接。为了克服这一问题,本节选择与每个孤立节点距离最近的前三个节点作为其相邻节点,并将它们分别标记为 $\boldsymbol{A}_i^{\mathrm{local}}(p, q_{\mathrm{top}-3})$。这一孤立节点处理策略有助于保证图的连通性。

然而,值得注意的是,上述方法确定的连接关系是局部连接,而忽略了全局连接。多项研究表明,大脑左半球和右半球之间存在着丰富的神经传递和信息交换,这有助于人们理解不同大脑区域之间的协同工作方式,为生物医学分析提供了额外的宝贵信息。Guo 等人认为,许多认知功能是依赖于不同大脑区域之间的协同工作,而不仅仅是某一个特定的大脑区域。此外,Zhang 等人的实验结果表明,大脑半球之间的连接可能与多种精神疾病相关,如抑郁障碍、精神分裂症和注意缺陷多动障碍等。基于这些先验知识,进一步将全局连接融合到局部连接中,以更充分地利用大脑区域之间的全局关联,从而为精神状态分析提供重要的见解。本节介绍了三种不同的全局连接方式,其具体定义如下:

$$\begin{cases} \boldsymbol{A}_i^{\mathrm{global}_1}(p_1, q_1) = 1 \\ \boldsymbol{A}_i^{\mathrm{global}_2}(p_2, q_2) = 1 \\ \boldsymbol{A}_i^{\mathrm{global}_3}(p_3, q_3) = 1 \end{cases} \tag{4-4}$$

索引对 $p_1$ 和 $q_1$ 对应于图 4-2(a) 中红线所连接的任意灰色节点对,$p_2$ 和 $q_2$,$p_3$ 和 $q_3$ 分别如图 4-2(b) 和图 4-2(c) 所示。整体的全局连接定义如下:

$$\boldsymbol{A}^{\mathrm{global}} = \boldsymbol{A}^{\mathrm{global}_1} + \boldsymbol{A}^{\mathrm{global}_2} + \boldsymbol{A}^{\mathrm{global}_3} \tag{4-5}$$

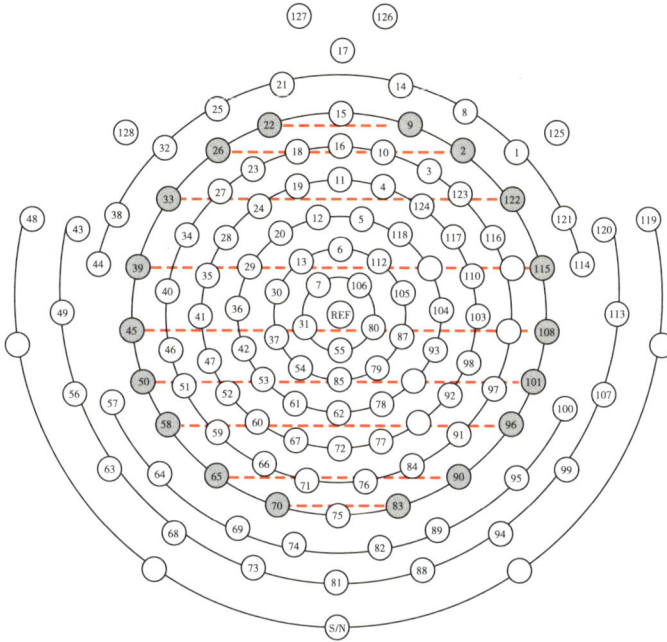

（a）$\boldsymbol{A}^{\mathrm{global}_1}$

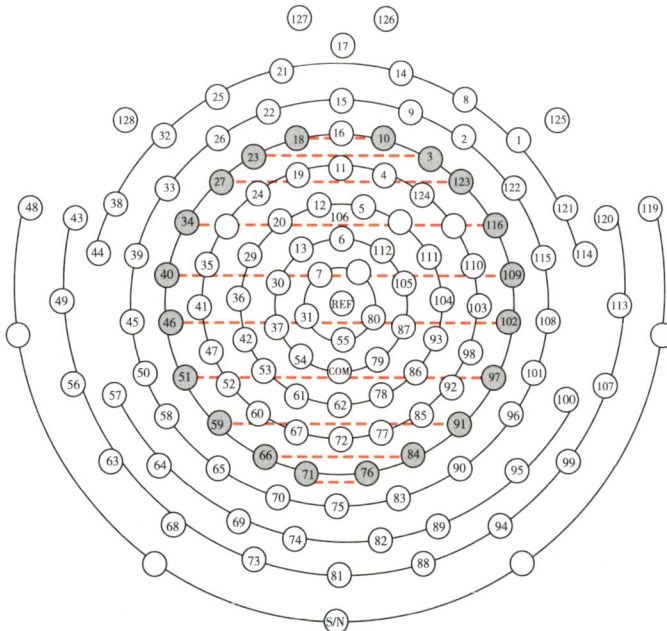

（b）$\boldsymbol{A}^{\mathrm{global}_2}$

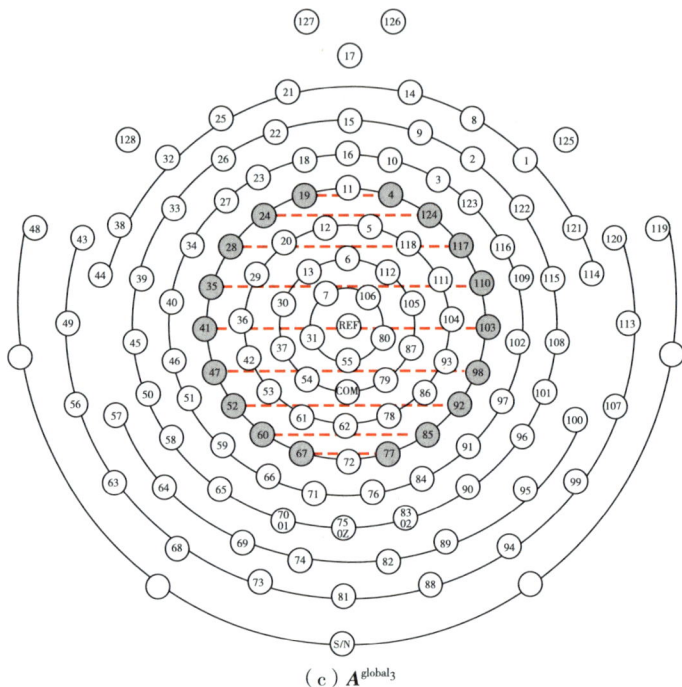

（ c ）$\boldsymbol{A}^{global3}$

图 4 - 2　全局连接示意图

### 4. 自注意力图池化模块

自注意力图池化模块的核心思想是基于节点之间的联系和相互作用为每个节点分配权重。假设一个节点参与了许多其他节点的重构，就意味着对应的节点重要性较高。为此，本节使用 $l_1$ 范数衡量目标节点与重构节点之间的距离，从而获取节点重要性分数 $s_i^l$，其具体定义如下：

$$s_i^l = \parallel (\boldsymbol{I}_i^l - (\boldsymbol{D}_i^l)^{-1}\boldsymbol{A}_i^l)\boldsymbol{X}_i^l \parallel_1 \tag{4-6}$$

其中，$l$ 表示当前图神经网络层的索引，$\parallel \cdot \parallel_1$ 表示 $l_1$ 范数。$\boldsymbol{X}_i^l \in \mathbf{R}^{E^l \times T^l}$，$\boldsymbol{A}_i^l \in \mathbf{R}^{E^l \times E^l}$，$\boldsymbol{I}_i^l \in \mathbf{R}^{E^l \times E^l}$ 和 $\boldsymbol{D}_i^l \in \mathbf{R}^{E^l \times E^l}$ 分别表示第 $i$ 个受试者在第 $l$ 层图神经网络的特征矩阵、邻接矩阵、识别矩阵和度矩阵。

为了进行图的精细化处理，首先根据重要性分数选择前 $k$ 个节点来调整图连接关系，其具体定义如下：

$$\begin{cases} \boldsymbol{idx}_i^l = \text{top-rank}(s_i^l, k_i^l), \\ \hat{\boldsymbol{X}}_i^l = \boldsymbol{X}_i^l(\boldsymbol{idx}_i^l, :), \\ \hat{\boldsymbol{A}}_i^l = \boldsymbol{A}_i^l(:, \boldsymbol{idx}_i^l), \\ \boldsymbol{A}_i^{l+1} = \boldsymbol{A}_i^l(\boldsymbol{idx}_i^l, \boldsymbol{idx}_i^l), \end{cases} \tag{4-7}$$

其中,$\text{top-rank}(\cdot, k_i^l)$ 运算符是用于识别第 $l$ 层的前 $k_i^l$ 个节点,并返回其相应的节点索引 $\boldsymbol{idx}_i^l$。如图 4-3 所示,第 $l$ 层自注意力图池化模块的输入是 $g_i^l$,前 $k_i^l$ 个节点 $\boldsymbol{X}_i^l$ 和 $\hat{\boldsymbol{X}}_i^l$ 分别对应图 4-3 中的原始节点和前 $k_i^l$ 个节点。

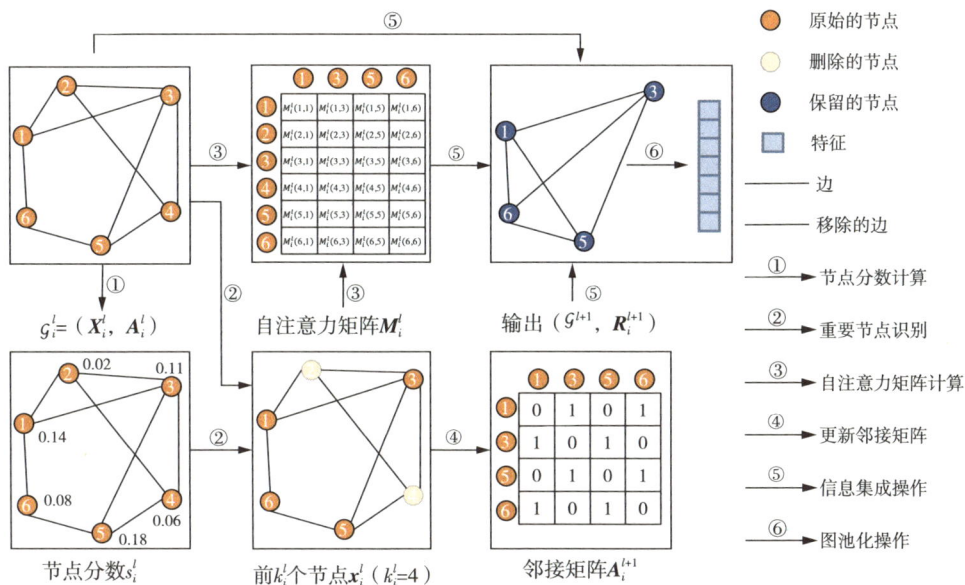

图 4-3 自注意力图池化模块示意

以往的工作大多是将当前层的节点输出直接传递给下一层的图神经网络,然而,这种策略可能引发一系列关键挑战。首先,它可能导致孤立节点的问题,即某个节点的重要性较高,但其所有的邻接节点的重要性相对较低。在这种情况下,这些相邻节点被直接删除,导致该目标节点成为孤立节点,影响了图结构的完整性,阻碍了信息的传播。其次,这种节点删除策略也会导致信息损失。实际上,重要性较低的节点也包含一些其他节点所没有的关键信息,因此,直接删除这些节点可能会导致信息的损失,从而影响模型的性能。在这一背景下,如何确保图的连通性和信息的完整性成为一个具有挑战性的问题。

针对第一个挑战,本节对图 $\mathcal{G}_i^l$ 中每个节点对之间的关系进行编码。首先引入一个参数化向量 $\boldsymbol{c}_i^l$ 用于计算节点 $\hat{\boldsymbol{X}}_i^l(p,:)$ 和节点 $\hat{\boldsymbol{X}}_i^l(q,:)$ 之间的边缘权重,其具体定义如下:

$$
\begin{cases}
\dot{\boldsymbol{A}}_i^l(p,q) = \left[\hat{\boldsymbol{X}}_i^l(p,:) \,\|\, \boldsymbol{X}_i^l(q,:)\right] \boldsymbol{c}_i^l \\[2mm]
\ddot{\boldsymbol{A}}_i^l(p,q) = \frac{1}{2}\left(\dot{\boldsymbol{A}}_i^l(p,q) + \dot{\boldsymbol{A}}_i^l(q,p)\right) \\[2mm]
\widetilde{\boldsymbol{A}}_i^l(p,q) = \hat{\boldsymbol{A}}_i^l(q,p) + \ddot{\boldsymbol{A}}_i^l(q,p)
\end{cases}
\tag{4-8}
$$

其中,$[\cdot \| \cdot]$ 表示串联操作,$\boldsymbol{c}_i^l$ 表示训练参数,而 $\dot{\boldsymbol{A}}_i^l(p,q)$ 则表示从节点 $p$ 到节点 $q$ 的有向权重。考虑到邻接矩阵通常是无向的,因此进一步使用 $\ddot{\boldsymbol{A}}_i^l(p,q)$ 来描述第 $l$ 层节点 $p$ 和节点 $q$ 之间的连接关系。

为了学习不同节点对之间的相似度,以往的工作通常用 Softmax 函数进行归一化,进而生成一个密集的全连接图。然而,这种方式构建的图通常包含大量噪声和冗余信息,从而显著影响了图的结构和信息传播效率。为此,本节采用 Sparsemax 函数来生成一个稀疏图结构:

$$
\boldsymbol{S}_i^{l+1}(p,q) = \mathrm{Sparsemax}(\widetilde{\boldsymbol{A}}_i^l(p,q)) = \max(0, \widetilde{\boldsymbol{A}}_i^l(p,q) - \mu(\widetilde{\boldsymbol{A}}_i^l(p,:)))
$$

$$
\tag{4-9}
$$

这种方式确保了图的连通性和稀疏性。

为了应对第二个挑战,BrainTop 进一步引入了自注意力机制,该机制利用一个缩放的点积函数来实现信息集成,具体定义如下:

$$
\begin{cases}
\mathrm{Attention}(\boldsymbol{Q}_i^l, \boldsymbol{K}_i^l, \boldsymbol{V}_i^l) = \mathrm{Softmax}\left(\dfrac{\boldsymbol{Q}_i^l(\boldsymbol{K}_i^l)^{\mathrm{T}}}{\sqrt{(d_i^l)_k}}\right)\boldsymbol{V}_i^l \\[3mm]
\boldsymbol{Q}_i^l = \mathrm{Linear}(\hat{\boldsymbol{X}}_i^l, \theta_Q^l) \\[2mm]
\boldsymbol{K}_i^l = \mathrm{Linear}(\boldsymbol{X}_i^l, \theta_K^l) \\[2mm]
\boldsymbol{V}_i^l = \mathrm{Linear}(\boldsymbol{X}_i^l, \theta_V^l)
\end{cases}
\tag{4-10}
$$

其中,$\boldsymbol{Q}_i^l \in \mathbf{R}^{E^{l+1} \times T^{l+1}}$,$\boldsymbol{K}_i^l \in \mathbf{R}^{E^l \times T^l}$,$\boldsymbol{V}_i^l \in \mathbf{R}^{E^l \times T^l}$ 分别表示 Query 矩阵、Key 矩阵和 Value 矩阵。Linear$(\cdot, \theta)$ 表示参数为 $\theta$ 的全连接层。

为了最大程度地保留原始图结构的信息,本节还引入了预定义的脑拓扑结构 $\boldsymbol{A}_i^{l+1}$。此外,为了进一步增强模型的鲁棒性,还采用了非负尺度参数 $\varepsilon$ 对自注意力矩阵进行约束,以便更好地捕捉节点之间的关系,具体定义如下:

$$
\begin{cases}
\boldsymbol{M}_i^l = \mathrm{softmax}\left( \dfrac{\boldsymbol{Q}_i^l (\boldsymbol{K}_i^l)^{\mathrm{T}}}{\sqrt{(d_i^l)_k}} \right) + \varepsilon \boldsymbol{A}_i^{l+1} \\
\boldsymbol{X}_i^{l+1} = \boldsymbol{M}_i^l \boldsymbol{V}_i^l
\end{cases}
\tag{4-11}
$$

其中,$\boldsymbol{X}_i^{l+1}$ 和 $\boldsymbol{M}_i^l$ 分别对应图 4-3(f)中蓝色的节点以及对应的邻接矩阵。节点特征矩阵 $\boldsymbol{X}_i^{l+1}$ 与其邻接矩阵 $\boldsymbol{A}_i^{l+1}$ 共同构成了图 $\mathcal{G}_i^{l+1}$:

$$
\mathcal{G}_i^{l+1} = (\boldsymbol{X}_i^{l+1}, \boldsymbol{A}_i^{l+1})
\tag{4-12}
$$

$\mathcal{G}_i^{l+1}$ 被用于第 $l+1$ 层图神经网络的输入。

此外,本节采用最大池化函数和平均池化函数对节点信息进行池化,以生成固定维度的向量表示:

$$
\boldsymbol{R}_i^{l+1} = \frac{1}{\boldsymbol{E}_i^{l+1}} \sum_{p=1}^{n_i^{l+1}} \boldsymbol{X}_i^{l+1}(p,:) \, \| \, \max_{q=1}^{T_i^{l+1}} \boldsymbol{X}_i^{l+1}(:,q)
\tag{4-13}
$$

其中,$\boldsymbol{R}_i^{l+1}$ 是第 $l+1$ 层图池化操作的输出。

第 $i$ 个样本的特征表示如下:

$$
\boldsymbol{R}_i = \sum_{l=1}^{L} \boldsymbol{R}_i^l
\tag{4-14}
$$

$\boldsymbol{R}_i$ 被进一步输入分类网络,其输出主要包含两部分,即软标签 $\hat{t}_i = [\hat{t}_i^{\mathrm{NC}}, \hat{t}_i^{\mathrm{MDD}}]$ 和 PHQ-9 评分 $z_i \in \boldsymbol{R}^N$。最后将预测得分 $z_i$ 转换为软标签 $\bar{t}_i$,并将 $\hat{t}_i$ 和 $\bar{t}_i$ 的均值作为最终的分类任务预测结果,从而得到了分类任务的标签预测和回归任务的 PHQ-9 评分预测。

### 5. 损失函数

多任务抑郁障碍识别任务的损失函数详细定义如下:

$$
\mathcal{L} = \mathcal{L}_{\mathrm{c}} + \lambda \mathcal{L}_{\mathrm{r}} + \gamma \mathcal{L}_{\mathrm{d}}
\tag{4-15}
$$

其中,$\lambda$ 和 $\gamma$ 是权衡损失项 $\mathcal{L}_{\mathrm{c}}$,$\mathcal{L}_{\mathrm{r}}$ 以及 $\mathcal{L}_{\mathrm{d}}$ 的超参数。

首先通过 Kullback-Leibler(KL) 散度来计算预测的软标签 $\hat{t}_i$ 与真实软标签 $t_i$ 之间的分类损失:

$$
\mathcal{L}_{\mathrm{c}} = D_{\mathrm{KL}}(t_i \, \| \, \hat{t}_i) = \sum_{i=1}^{N} t_i \log\left( \frac{t_i}{\hat{t}_i} \right)
\tag{4-16}
$$

其中,$D_{\mathrm{KL}}(\cdot \, \| \, \cdot)$ 表示 KL 散度。

针对回归任务,其损失函数被定义为预测的PHQ-9评分$\hat{z}_i$与实际PHQ-9评分$z_i$之间的差值:

$$\mathcal{L}_i = \sum_{i=1}^{N} |z_i - \hat{z}_i| \qquad (4-17)$$

其中,$|\cdot|$表示绝对值运算符。

鉴于基于脑电信号的抑郁障碍检测任务中分类任务和回归任务是高度相关的。因此,引入了另一个损失函数项$\mathcal{L}_d$,它明确定义了这两个任务之间的关系。从数学的角度来看,此函数首先将预测的PHQ-9评分映射到软标签$t_i$,然后利用JS损失在分类任务和回归任务之间施加差异约束,从而进一步优化模型性能。其具体定义如下:

$$\mathcal{L}_d = \sum_{i=1}^{N} \left[ \frac{D_{\mathrm{KL}}\left(\tilde{t}_i \parallel \frac{\tilde{t}_i + \hat{t}_i}{2}\right) + D_{\mathrm{KL}}\left(\hat{t}_i \parallel \frac{\tilde{t}_i + \hat{t}_i}{2}\right)}{2} \right] \qquad (4-18)$$

其中,$N$代表样本数量。

### 4.2.4 实验

#### 1. 实验设置

##### 1)数据增广

基于深度学习的模型大多需要大量的训练样本,因此本节采用了一种数据增广策略。具体来说,将每个脑电信号划分为150个子样本,从而增加数据集的样本量,最终获得了3600个抑郁障碍时间段数据和4350个健康被试时间段数据。需要明确的是,一个样本的所有子样本都会被分配到相同的集合中,也就是说,一个样本要么被用作训练集,要么被用作验证集,要么被用作测试集。在最终的预测过程中,同一样本的所有子样本的预测结果将被累加取平均,并将其作为该样本的最终预测值。这一策略有助于充分利用有限的数据资源,以训练和验证提出的深度学习模型。

##### 2)训练集、验证集和测试集

本实验采用了留一法的方式进行实验。具体而言,训练集、验证集和测试集的受试者数量分别为42人、10人和1人。

## 2. 实验分析

为了验证 BrainTop 模型的有效性,本节在 MODMA 数据集上将其与多种方法进行了全面的比较(见表 4－2)。这些方法大致可以分为三种:基于图神经网络的方法(HGP－SL、CGIPool 以及 SAGE),基于卷积神经网络的方法(SST－EmotionNet)以及基于特征选择的方法(Sun 等人提出的模型)。

表 4－2　MOMDA 在不同方法上的实验对比

| 模型 | ACC | PRE | REC | F1 分数 |
| --- | --- | --- | --- | --- |
| Sun 等人提出 | 0.823 | — | — | — |
| HGP－SL | 0.585 | 0.536 | 0.625 | 0.577 |
| SAGE | 0.679 | 0.64 | 0.667 | 0.653 |
| SST－EmotionNet | 0.736 | 0.692 | 0.75 | 0.72 |
| CGIPool | 0.736 | 0.692 | 0.75 | 0.72 |
| BrainTop | **0.849** | **0.808** | **0.875** | **0.84** |

注:加粗字体表示同一指标中的最高值。

### 1)基于图神经网络的方法

SAGE、HGP－SL 和 CGIPool 的 ACC 分别为 0.679、0.585 和 0.736,而 BrainTop 的准确率为 0.849。具体来说,SAGE 将原始脑电信号与邻接矩阵一起送到图神经网络中,然后将更新后的图通过池化操作转化为固定大小的向量。然而,SAGE 忽略了高维数据池化过程中信息的损失,这不可避免地导致性能下降。相比之下,另外两个基线模型——HGP－SL 和 CGIPool,尝试对节点的重要性得分进行建模,然而这两种方法都直接删除了重要性较低的节点,然后执行图池化操作。事实上,重要性较低的节点同样包含信息,直接删除节点会不可避免地带来信息损失。相反,BrainTop 计算节点的重要性得分后采用自注意力机制将被删除节点的信息集成到保留的节点中,以减少信息损失。

### 2)基于卷积神经网络的方法

基于卷积神经网络的 SST－EmotionNet 的 ACC 为 0.736,比 BrainTop 低 0.113。SST－EmotionNet 与 BrainTop 之间的一个显著区别在于输入数据范式。SST－EmotionNet 根据电极空间位置将原始脑电信号转化为二维数据,这种特殊的空间位置映射可能忽略了数据的固有特征。相反,BrainTop 直接将脑电信号及其相应的脑部拓扑模型建模为图结构，而无须任何特殊的空间转换操作。此外，将三维电极映射到二维平面时，可能会引入噪声因素。这是因为脑电电极的分布不均匀，从而导致其在平面映射时存在未覆盖电极的区域。为了处理这些未涵盖电极的区域，SST-EmotionNet 采用零值填充的方法，即在未覆盖电极的位置用零填充。然而，这些零值并不能反映真实的电极信号，而是简单地指示在某些二维坐标上没有电极。这对模型的性能产生负面影响，因为这些填充的零值可能被模型视作真正的信号，从而干扰数据的分析。

### 3）基于特征选择的方法

Sun 等人提出的方法的 ACC 为 0.823。虽然该方法取得了优异的性能，仅次于 BrainTop，但是该模型提取了多种手工特征，这个过程往往需要大量的知识，且限制了方法的灵活性和通用性。相比之下，BrainTop 直接使用脑电信号作为输入，并通过端到端的学习方式将特征提取和抑郁障碍预测整合到同一个框架中，而无须依赖复杂的特征工程或领域知识。

BrainTop 充分考虑了不同脑区之间的连接关系，并将其抽象成图结构，使模型能够更准确地分析脑电信号中的复杂信息。此外，BrainTop 采用自注意力机制，有助于处理高维数据，同时最大程度地保留有关脑电信号的关键信息。这些创新性的设计为抑郁障碍的研究和诊断带来了新的视角和可能性。

### 3. 消融实验

### 1）软标签

首先验证了软标签策略的有效性。在其他实验设置相同的情况下，采用软标签的模型（$S_{16}$）比使用二进制标签的模型（$S_8$）表现更出色，性能提高了 0.056（见表 4-3）。不仅如此，其他采用软标签策略的模型也展现出比采用二进制标签版本更出色的性能。此外，实验中使用了 $t$-SNE 技术将基于二进制标签和软标签方法生成的嵌入可视化。这种可视化方法有助于以直观的方式比较不同标签类型模型生成嵌入的特征分布情况。在图 4-4 中，基于二进制标签的模型（$S_8$）的类内样本分布相对离散，类边界较模糊。然而，通过软标签策略生成的特征嵌入（$S_{16}$）呈现出更为清晰的类内集群，使得相同类别的实例更紧密地聚集，同时类间分离性更为明显，分类决策边界更清晰。这直观地显示出软标签策略的优越性，有助于模型更准确地捕捉类间差异性并促进类内紧凑性。

（a）$S_8$

（b）$S_{12}$

（c）$S_{16}$

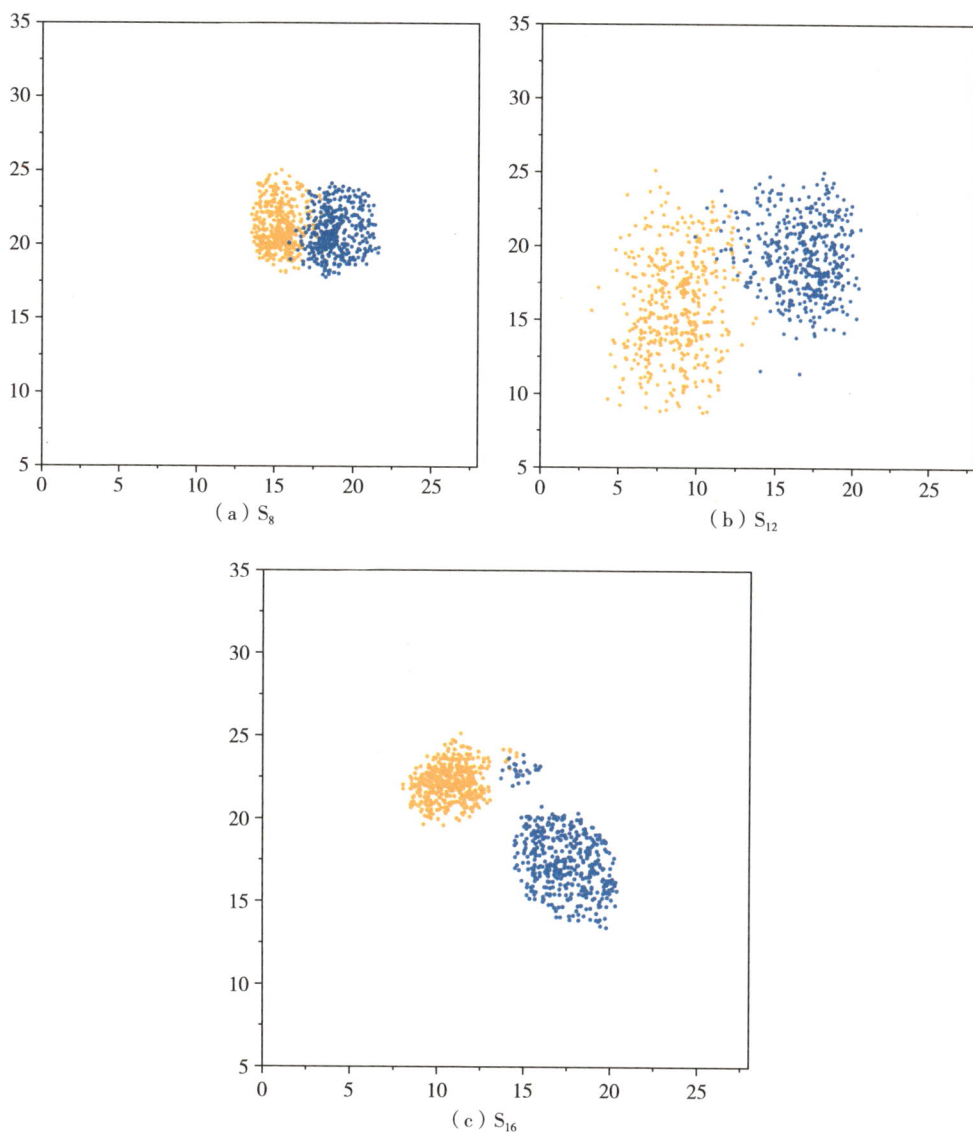

图 4 - 4　特征可视化

　　这一现象的原因可归结于二进制标签无法充分考虑样本之间的类间紧凑性和类内可分性。相反,采用软标签策略的模型通过引入回归分数来解决这一问题,极大地扩展了标签空间,增强了模型的鲁棒性和泛化性。总的来说,软标签策略通过引入回归分数扩展了标签信息的特征空间,促进了样本之间的类内紧凑性和类间可分性,提高了模型的性能。

表 4 - 3　不同模块的消融实验结果

| 索引 | 标签类型 | $A^{global}$ | JS 散度 | 自注意力 | ACC | PRE | REC | F1 分数 | RMSE |
|------|---------|------|--------|---------|------|------|------|--------|------|
| $S_1$ | Binary | — | — | — | 0.585 | 0.536 | 0.625 | 0.577 | 19.3 |
| $S_2$ | Binary | — | — | √ | 0.717 | 0.68 | 0.708 | 0.694 | 14.0 |
| $S_3$ | Binary | — | √ | — | 0.623 | 0.571 | 0.667 | 0.615 | 17.2 |
| $S_4$ | Binary | — | √ | √ | 0.736 | 0.692 | 0.75 | 0.72 | 13.0 |
| $S_5$ | Binary | √ | — | — | 0.679 | 0.63 | 0.708 | 0.667 | 15.8 |
| $S_6$ | Binary | √ | — | √ | 0.736 | 0.708 | 0.708 | 0.708 | 12.9 |
| $S_7$ | Binary | √ | √ | — | 0.698 | 0.654 | 0.708 | 0.68 | 14.7 |
| $S_8$ | Binary | √ | √ | √ | 0.793 | 0.741 | 0.833 | 0.784 | 9.9 |
| $S_9$ | Soft | — | — | — | 0.642 | 0.593 | 0.667 | 0.628 | 17.0 |
| $S_{10}$ | Soft | — | — | √ | 0.755 | 0.72 | 0.75 | 0.735 | 12.1 |
| $S_{11}$ | Soft | — | √ | — | 0.66 | 0.615 | 0.667 | 0.64 | 16.0 |
| $S_{12}$ | Soft | — | √ | √ | 0.774 | 0.75 | 0.75 | 0.75 | 10.3 |
| $S_{13}$ | Soft | √ | — | — | 0.717 | 0.667 | 0.75 | 0.706 | 13.9 |
| $S_{14}$ | Soft | √ | — | √ | 0.811 | 0.769 | 0.833 | 0.8 | 8.6 |
| $S_{15}$ | Soft | √ | √ | — | 0.755 | 0.72 | 0.75 | 0.735 | 11.8 |
| $S_{16}$ | Soft | √ | √ | √ | **0.849** | **0.808** | **0.875** | **0.84** | **7.9** |

注:"√"表示包含该模块,"—"表示该模块被移除;实验设置编号为 $S_1 \sim S_{11}$;加粗字体表示同一指标的最佳结果。

### 2)Jensen - Shannon 散度(JS 散度)

在这部分,主要讨论 JS 散度对于模型性能的影响,实验结果见表 4 - 3 所列。值得注意的是,采用 JS 散度的模型在 ACC 方面表现出了优异的性能。例如,$S_{16}$ 的 ACC 达到了 0.849,比没有 JS 散度的模型 $S_{14}$ 高出 0.038。在其他实验设置相同的情况下,使用 JS 散度的变体的模型性能明显优于那些没有 JS 散度的变体。这些模型性能的提升可以归因于引入 JS 散度后,多任务学习模型能够更精确地评估不同任务之间的相关性,从而更好地协调它们的学习过程。与此同时,多任务学习中任务之间的约束和信息共享得以进一步加强。

### 3)自注意力机制

表 4 - 3 中的实验结果表明,在不使用自注意力机制的情况下($S_{15}$),模型的 ACC 仅为 0.755。与完整版本的 BrainTop($S_{16}$)相比,ACC 降低了 0.094,其他模型中也出现了相同的趋势,这说明了自注意力机制的重要性和有效性。通过自注

意力学习,模型允许保留更多的有用信息,从而提高了图级嵌入的质量。因此,自注意力机制在多任务学习框架中的应用使模型能够更好地处理抑郁障碍检测任务,从而提高抑郁障碍分类性能。

### 4)全局连接

本部分将讨论不同的全局连接对于模型性能的影响,实验结果见表 4-3 和表 4-4 所列,得出的结论如下。

(1)实验结果强有力地证明了全局连接方式对模型性能的影响。从表 4-4 的数据可以看出,不包含左右半脑对称连接 $A^{global}$ 的模型的 ACC 为 0.774,相较于具有相同实验设置的模型,降低了 0.075。此外,根据表 4-3 中的消融实验结果可以发现,在其他实验设置相同的情况下,使用 $A^{global}$ 的模型性能始终优于无 $A^{global}$ 的模型。此外,从图 4-4 可以清晰地看到 $S_{16}$ 的类间可分离性明显优于 $S_{12}$,再次强调了引入 $A^{global}$ 的有效性。这些结果均验证了全局连接的有效性。

(2)相比于大脑内层连接,外层连接能够提供更丰富的信息。具体来说,相比于使用 $A^{global_2}$ 和 $A^{global_3}$ 的模型,使用 $A^{global_1}$ 的模型性能提高了 0.019。这个结果强有力地支持了大脑的外部感受也可以提供丰富的信息这一经验观点。这意味着大脑外部连接方式能够有效地捕捉大脑活动中的关键特征和模式,从而有助于提升模型的性能。

(3)使用 $A^{global}$ 的模型表现出了最佳性能,这也证明了多个连接方式能够提供更丰富的信息,从而有助于提升模型的性能。然而,值得注意的是,与单一对称矩阵 $A^{global_1}$、$A^{global_2}$、$A^{global_3}$ 相比,组合后的 $A^{global}$ 的性能提升并不明显。这是因为 $A^{global}$ 中的一些连接反映了相似或相同的信息,导致其性能提升受到限制。这一发现提示我们需要更深入地研究大脑连接方式之间的相互关系,以更好地构建脑拓扑网络,并进一步了解它们如何共同影响模型性能。这也强调了脑拓扑结构研究的重要性,因为不同的连接方式可能对理解大脑功能和认知过程提供了关键见解。

表 4-4　不同对称连接上的消融实验结果

| 连接方式 | ACC | PRE | REC | F1 分数 | RMSE |
|---|---|---|---|---|---|
| — | 0.774 | 0.75 | 0.75 | 0.75 | 10.3 |
| $A^{global_1}$ | 0.83 | 0.81 | 0.833 | 0.822 | 8.0 |
| $A^{global_2}$ | 0.811 | 0.769 | 0.833 | 0.8 | 8.5 |
| $A^{global_3}$ | 0.811 | 0.792 | 0.792 | 0.792 | 8.6 |
| $A^{global}$ | **0.849** | **0.808** | **0.875** | **0.84** | **7.9** |

注:加粗字体表示同一指标的最佳结果。

### 5)图神经网络层数

本部分重点讨论图池层数 $L$ 对模型性能的影响,从表 4-5 的实验结果可以明显看出,随着层数的增加,模型性能在各项指标上呈现出相似的变化趋势。具体来说,当 $L$ 较小时,模型学习的图级脑电特征信号的表征能力较弱;当 $L$ 增大时,神经网络能够更好地拟合输入数据与其监测任务之间的映射函数,学习数据的抽象特征和模式。然而,当 $L$ 继续增大,例如 $L=5$ 时,可以看到模型性能出现了明显的下降。这可能是因为随着模型复杂性的增加,引入了太多的非线性噪声,导致了映射函数的过拟合。

这一发现表明,图神经网络层数的选择需要在模型性能和数据复杂性之间进行权衡,以获得最佳性能。

表 4-5 不同图池层数的消融实验结果

| 层数 | ACC | PRE | REC | F1 分数 | RMSE |
|---|---|---|---|---|---|
| $L=1$ | 0.736 | 0.692 | 0.75 | 0.72 | 12.1 |
| $L=2$ | 0.793 | 0.783 | 0.75 | 0.766 | 9.7 |
| $L=3$ | **0.849** | **0.808** | **0.875** | **0.84** | **7.9** |
| $L=4$ | **0.849** | **0.808** | **0.875** | **0.84** | 7.9 |
| $L=5$ | 0.811 | 0.769 | 0.833 | 0.8 | 8.3 |

注:加粗字体表示同一指标的最佳结果。

### 4. 超参数分析

本部分进行了详细的超参数分析,以探讨公式(4-15)中超参数 $\lambda$、$\gamma$,以及公式(4-11)中超参数 $\varepsilon$ 对模型性能的影响,它们的取值范围分别是 $[0.001,10]$,$[0.001,10]$ 和 $[0.1,0.5]$。BrainTop 在分类任务(包括 ACC、PRE、REC、F1 分数)和回归任务(RMSE)上进行了广泛评估,并得出了以下结果。首先,不同超参数之间的整体性能变化趋势一致。在分类任务中,这三个超参数的性能都呈现出先增加后降低的趋势。其次,每个超参数都影响着模型的分类和回归性能。举例来说,当 $\lambda$ 的取值为 0.001 时,模型的 ACC 下降高达 0.1。这表明在 $\lambda$ 取值较小时,损失函数 $\mathcal{L}$ 几乎不关注回归任务 $\mathcal{L}_r$,从而导致回归任务的预测结果不甚理想。类似地,$\gamma$ 取值较小对模型性能同样产生负面影响。这表明必须仔细调整超参数,以在各个损失函数项之间取得平衡。此外,超参数 $\varepsilon$ 用于更新图结构时对原始的脑拓扑结构进行加权,在分类和回归任务上也呈现出与其他两个超参数相似的趋势。

综上所述,超参数的选择对于模型的性能至关重要,这些发现为进一步优化抑郁障碍检测模型提供了重要的参考。

### 4.2.5　小结

本节提出了一种基于脑拓扑结构的抑郁障碍识别方法——BrainTop。该方法从脑电信号中建模全局连接和局部连接来学习脑拓扑结构,并基于此将脑电信号表述为图结构。在此基础上引入了自注意力图池化模块,将重要性较低的节点的信息集成到重要性较高的节点上,从而缓解信息损失问题。此外,提出的软标签策略解决了类内可分性和类间紧凑性的问题。

## 4.3　基于图神经网络的域适应抑郁障碍识别方法

上一节主要研究基于单一模态单一数据源的抑郁障碍识别问题,研究主要围绕在如何有效地构建脑拓扑结构的同时,解决图数据在信息压缩时引发的信息损失问题。然而,这个模型是在单一数据源下进行训练的,难以迁移到其他数据集上,这限制了模型的泛化性。另外,鉴于真实场景下抑郁障碍数据的稀缺性,深度学习模型不得不依赖来自不同医疗机构的抑郁障碍数据。因此,本节将扩展到域适应的抑郁障碍识别,以应对数据来源多样性的挑战。

现有的域适应模型通常受限于单一的域适应范式,然而临床实践中源域和目标域的数量大多不是固定的,这种不确定性极大地制约了现有域适应模型在实际场景中的应用和推广。此外,实际情境中通常会遇到标记数据量有限的情况。这也导致了不同数据源之间的类分布差异,使得现有域适应模型在处理类不平衡问题方面表现不佳。因此,本节提出了一种基于图神经网络的域适应抑郁障碍识别方法(Graph Neural Network – based Domain Adaption Depression Recognition Method,GNN – DA),该方法具有强大的泛化性和灵活性,可拓展到多个域适应范式。具体来说,GNN – DA 主要包括两个核心模块:①基于 GNN 的域对齐模块,该模块利用图神经网络完成域对齐操作,无须进行显示对齐,因而可以适用于多种域适应范式;②不确定性引导优化模块,GNN – DA 对伪标签的不确定性建模,以减少噪声预测对模型的负面影响,并学习全局类权重以缓解类不平衡问题。本研究在多个基准数据集上进行了实验,结果验证了 GNN – DA 的有效性和灵活性。

## 4.3.1　引言

抑郁障碍数据是一种复杂的数据类型，其中包含关于个体情感、心理状态和行为的信息。虽然当前基于数据驱动的方法在处理复杂的抑郁障碍数据时表现出了良好的性能，但通常需要大规模的数据。抑郁障碍数据的高采集成本导致其在获取大规模数据方面面临着严峻的挑战。因此，本节考虑整合来自多个医疗机构和研究机构的数据资源以扩充抑郁障碍数据集。但是由于社会文化、语言表达、经济水平和生活方式的不同而产生的数据分布差异导致来自不同机构的抑郁障碍数据集之间存在着域偏移问题，这使得抑郁障碍检测任务更具有挑战性。另外，实际操作中往往面临着有标签样本的数量有限，而无标签数据却不断涌入的现象。

现有的域适应方法大多先在源域上训练一个模型，然后通过最小化不同域之间的分布差异并结合生成的伪标签来进一步优化模型，从而促进目标域无标签数据的学习。尽管这些方法在某些分类任务上取得了不错的性能，但将其直接应用于抑郁障碍识别任务仍然面临挑战。

现阶段的域适应模型大多直接在源域和目标域上施加约束，从而实现跨域数据的有效对齐。然而，这种域对齐模式可能存在语义误对齐的情况，即在不同数据域之间，相同类别的数据在语义上不一致或不对齐，如图4-5(a)所示。另一个需要考虑的因素是，现实中的数据源常常来自多个不同机构或组织，这意味着抑郁障碍识别模型可能需要同时适应多个不同来源的数据，如图4-5(b)所示。在这种情况下，传统的域适应模型需要多次进行域对齐操作，以确保模型能够适应不同的域适应范式，然而，这带来了额外的复杂性和计算开销，使得模型难以推广到其他域适应任务，降低了整体的灵活性。

此外，伪标签学习也具有相当重要的意义。一种常见的解决方法是手动设置阈值，为无标签样本分配伪标签，并将其与标记数据结合，共同参与后续的模型训练。然而，这种伪标签学习机制存在一些问题，具体来说，一些噪声伪标签可能导致模型在后续训练过程中朝着错误的方向进行优化，从而削弱伪标签学习的有效性并加剧误差累积，如图4-5(c)所示。此外，类不平衡问题导致模型在处理无标签样本时可能会存在预测偏差，这意味着模型更倾向于将无标签样本预测为多数类别，忽略了少数类别。这种循环效应加剧了类别不平衡问题，增加了任务的挑战性，并进一步加大了模型的预测偏差，如图4-5(d)所示。

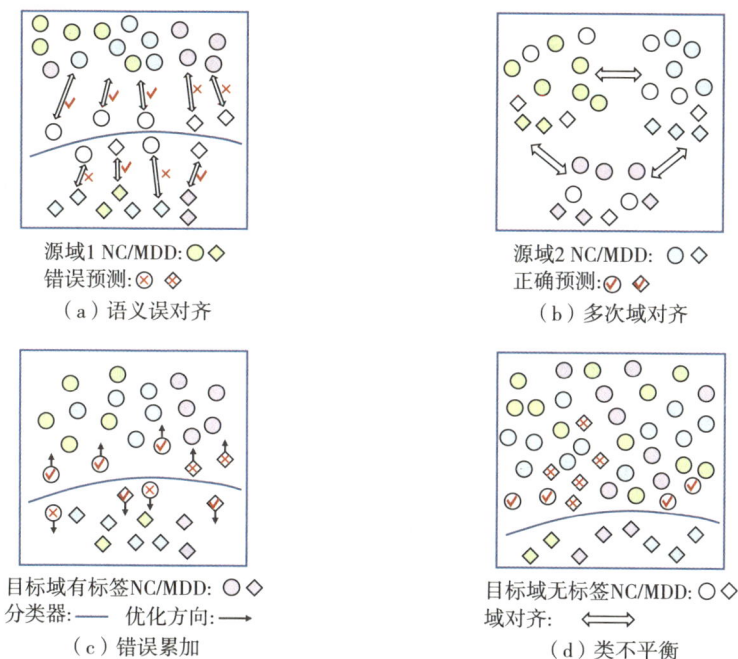

源域1 NC/MDD: ○ ◇
错误预测: ⊗ ◈
（a）语义误对齐

源域2 NC/MDD: ○ ◇
正确预测: ◉ ◈
（b）多次域对齐

目标域有标签 NC/MDD: ○ ◇
分类器: —— 优化方向: →
（c）错误累加

目标域无标签 NC/MDD: ○ ◇
域对齐: ⟺
（d）类不平衡

图 4-5 域适应方法面临的挑战

针对上述问题,本节设计了以下模块。

(1)基于 GNN 的域对齐模块。本节构建了一个灵活的基于 GNN 的域对齐模块,其中每个样本被视为一个节点,它们之间的连接关系被视为边。该模块主要考虑两个监督任务:节点分类任务和边缘分类任务。前者的目标是提取类判别性特征,而后者则用于实现个体级别的域对齐。此外,由于特征分布差异,传统 GNN 模型在面对多源数据时仅通过建模相似性往往难以有效地捕捉样本之间的潜在联系。在这一背景下,为了更准确地探索个体之间的联系,本节分别对相似性和不相似性进行建模,以探索个体之间的潜在联系。具体来说,模型首先建立一个粗糙的全连接矩阵,以粗略地估计节点之间的相似性和不相似性,并将这两个变量视作 GNN 的边缘特征。GNN 的信息传播机制促使同一类别的节点在特征空间中趋于相似,而不同类别的节点远离彼此,从而在特征空间中形成清晰的类别边界。这意味着模型可以实现个体级的域对齐,而无须进行显式的域对齐操作。此外,域对齐模块可以轻松扩展到不同的域适应范式,从而增强了其灵活性。

(2)不确定性引导优化模块。针对噪声伪标签以及类不平衡问题,本节提出了不确定性引导优化模块，旨在对伪标签的不确定性进行建模，从而纠正可能由噪声伪标签引起的负面影响，并进一步减轻类不平衡问题。为此，本节将在标记数据上训练的网络应用于无标签数据的预测，与此同时，节点之间的相似性和不相似性在某种程度上可以作为潜在的类别线索。鉴于此，GNN－DA 将边权重视为另一项监督信息，从而构建基于图神经网络的分类器。基于这两个标签预测，GNN－DA 计算伪标签的不确定性并将其视为衰减项，以缓解噪声预测导致的负面影响。另外，传统的域适应通常假设源域和目标域的类先验相同或相似，从而将源域的类别分布直接应用于目标域，然而，临床上目标域的类分布往往是未知的，因此这种方法不再适用。为此，GNN－DA 结合标签样本、无标签样本及其不确定性来学习类权重，从而缓解类不平衡问题。

基于 GNN 的域对齐模块无须显式对齐操作就可以促进个体级别的对齐，降低了模型的复杂性和计算开销，且具有良好的灵活性，可以应用于多种域适应范式。

不确定性引导优化模块可以估计伪标签不确定性，并将其作为衰减项加权无标签样本的预测损失以缓解噪声伪标签的影响，并结合标签数据学习类权重以缓解类不平衡问题。

多个基准数据集的大量实验结果表明，GNN－DA 优于现有的域适应方法。此外，广泛的消融研究证明了 GNN－DA 中提出的模块在抑郁障碍识别任务中的有效性。

## 4.3.2　相关工作

### 1. 域适应方法

域适应的目标是通过域对齐模块使模型在不同的数据分布（不同的域）上实现更好的泛化性。具体来说，域适应的目标是在源域数据上进行训练，并且将模型应用于目标域，而无须重新训练或微调。这就要求域适应模型克服不同域的数据分布差异，以确保模型在新的、未知的数据分布下能够表现出良好的性能。

根据域对齐方式的不同，目前域适应研究可以分成以下三种类型：第一种是基于度量学习的域适应，它通过优化相似性函数使源域和目标域中的数据距离最小化，从而使源域和目标域对齐；第二种是基于对抗学习的域适应，其核心思想是引入域混淆机制，从而学习具有域不变性的表示；第三种是基于加权的域适应，其通过调整样本或类别的权重来减小不同域之间的类别分布差异。

此外，根据源域和目标域数量的不同，当前域适应研究可分为四种类型，即单源单目标域适应（Single－source Single－target Domain Adaptation，SSDA）、单源多目标域适应（Single－source Multi－target Domain Adaptation，SMDA）、多源单目标域适应

(Multi - source Single - target Domain Adaptation，MSDA）和多源多目标域适应
(Multi - source Multi - target Domain Adaptation，MMDA）。MSDA 旨在将在多个源
域上训练的模型调整到单一目标域，SMDA 将知识从单一源领域迁移到多个目标领
域。相比于 SSDA 和 MSDA，SMDA 的研究仍相对有限，需要进一步深入探讨。
MMDA 是一个相对较新且未被广泛研究的领域，需要进一步的探索和研究。

### 2. 抑郁障碍识别方法

目前的抑郁障碍识别方法可以大致分为两类：基于单模态的方法和基于多模
态的方法。基于单模态的抑郁障碍识别方法是指仅利用单一模态的数据来进行抑
郁障碍的识别和评估。例如，基于文本的方法研究了语言和抑郁障碍之间的关系，
通过分析患者的书面言辞、社交媒体记录或临床档案探索文本中的情感表达、语言
模式和抑郁症状之间的关联。基于音频的方法则探索韵律和声学特征，通过从原
始录音中提取特征来进行抑郁障碍诊断。基于视频的方法检查非语言行为与心理
健康之间的关系。这些方法关注身体语言、面部表情和行为特征，以研究它们与心
理健康之间的联系。此外，基于脑电信号的抑郁障碍识别模型通过手工特征或从
原始脑电信号中提取的深层特征以帮助识别患者的抑郁状态。

为了最大程度地利用多种模态数据，研究人员提出了一系列基于多模态的抑
郁障碍识别方法，从而更准确地理解和评估个体的心理状态。例如，Niu 等人提出
时空注意力网络和多模态注意力特征融合网络，以获得个体级别的多模态表征。
此外，Uddin 等人开发了一个时空网络来捕获时间和空间特征，从而根据面部表情
和语言线索进行抑郁状态评估。Zhou 等人提出了一种基于推文的多模态抑郁障
碍分类模型，该模型从情感、主题和特定领域的角度捕捉抑郁障碍的相关线索。

尽管这些抑郁障碍识别方法在特定数据集上取得了优异的性能，但无法直接
应用到其他数据集上，这极大地限制了模型的泛化性。此外，虽然域适应方法在其
他领域中已得到广泛应用，但经过调研，尚未发现采用这一思路的抑郁障碍识别方
法。因此，本节首次将域适应方法应用到抑郁障碍识别任务中，不仅充分利用了多
个机构的数据，还提高了模型的泛化能力，使其能够更好地适应其他数据源。

## 4.3.3　本节方法

### 1. 模型框架

GNN - DA 的总体框架如图 4 - 6 所示，包含原始信号的特征预处理和域适
应。先对原始信息进行数据预处理，这些预处理后的特征被进一步输入 GNN -

DA 中。GNN-DA 由两个关键模块组成：第一个是基于 GNN 的域对齐模块，其主要目标是通过特征聚合和信息传播来增强类间差异，减小不同域之间的差距，实现域对齐的目标；第二个模块是不确定性引导优化模块，用于应对类别不平衡和噪声伪标签带来的问题。

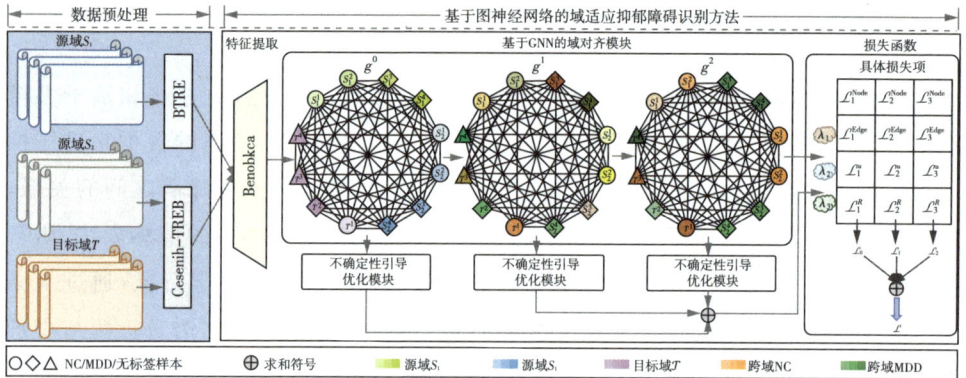

图 4-6　GNN-DA 的总体框架

### 2. 符号表示

域适应任务的形式化描述如下：假设有 $K$ 个源域（$S_1, S_2, \cdots, S_K$）和 $Q$ 个目标域（$T_1, T_2, \cdots, T_Q$），这些域遵循不同的数据特征分布。根据源域和目标域的数量不同，域适应可以分为以下几种类型：单源单目标域适应（SSDA，$K=1, Q=1$）、单源多目标域适应（SMDA，$K=1, Q>1$）、多源单目标域适应（MSDA，$K>1, Q=1$）以及多源多目标域适应（MMDA，$K>1, Q>1$）。

本节以 MSDA（$K=2, Q=1, S=\{S_1, S_2\}, T=\{T_1\}$）为例阐述提出的方法。值得注意的是，GNN-DA 同样适用于其他域适应范式。具体来说，半监督域适应模型中的源域样本表示为 $S_k = \{(x_{k,i}, y_{k,i}) \mid_{i=1}^{N_k}\}$，其中 $k$ 是源域的索引。$T = \{(x_i, y_i), y_i \mid_{i=1}^{N_l}, x_i \mid_{i=1+N_l}^{N_l+N_u}\}$ 表示目标域样本，其中 $x_i$ 和 $y_i$ 分别表示第 $i$ 个样本的数据特征及其对应的标签。$N_k$ 代表第 $k$ 个源域样本数量，$N_l$ 和 $N_u$ 表示目标域标签样本和无标签样本的数量。因此，源域和目标域中的样本数量分别为 $N_S = N_1 + N_2$ 和 $N_T = N_l + N_u$ 表示，而总样本数为 $N = N_S + N_T$。此外，图神经网络的层索引表示为 $l = \{1, 2, \cdots, L\}$。

### 3. 基于 GNN 的域对齐模块

基于 GNN 的域对齐模块主要采用 $L$ 层 GNN 网络来实现域对齐，而无须明确建模域差异,其中每个 GNN 层包含两种更新机制,即边缘更新机制和节点更新机制,如图 4-7 所示。

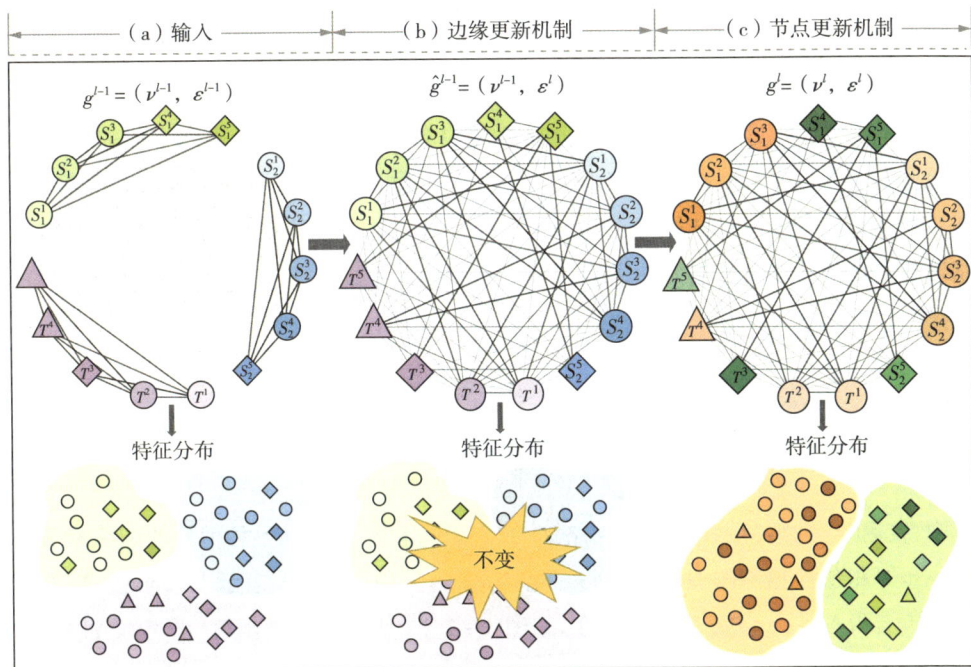

图 4-7　基于 GNN 的域对齐模块

### 1) 图初始化

模型首先定义一个跨域的全连接图 $g^0 = (v^0, \varepsilon^0)$,其中 $v^0$ 由源域和目标域中的样本共同组成,节点表示样本的特征向量。$Y^{\mathrm{Edge}}$ 是边缘标签,该标签是从节点标签导出的二维向量,其中第一维表示相似性,第二维表示不相似性。$e_{ij}^0$ 的初始化定义如下:

$$e_{ij}^0 = \begin{cases} [1,0], & y_i = y_j \\ [0,1], & y_i \neq y_j \\ [0.5, 0.5], & \text{节点 } i \text{ 或 } j \text{ 标签未知} \end{cases} \qquad (4-19)$$

在上述定义中,如果节点 $i$ 和 $j$ 的标签相同,它们的边标签被分配为 $[1,0]$,即这两个节点相似性为 1,不相似性为 0。相反,如果节点 $i$ 和 $j$ 的标签不同,它们的边标签被设为 $[0,1]$,表示相似性为 0,不相似性为 1。如果节点 $i$ 或 $j$ 的标签是未知的,它们的边标签为 $[0.5, 0.5]$。

### 2）边缘更新机制

先前的研究表明,当特征分布满足独立同分布这一假设时,相似性和不相似性均由类别差异决定,因此相似性可以被视为不相似性的另一种表现形式。然而,在域适应任务中,由于特征分布差异,相似性和不相似性受到多种因素的影响,包括类差异和域差异,这使得上述假设不再适用。因此,本节考虑分别对相似性和不相似性进行建模,通过对相似性的建模提高类内数据的紧凑性,使得同一类别内的数据更加相似,而对不相似性的探索则有助于从不同域中提取出与类相关的特征,增强了类别差异性。基于以上分析,基于 GNN 的域对齐模块设计了一个边缘更新机制,用于对相似性和不相似性进行建模,其具体定义如下：

$$
\begin{cases}
\hat{e}_{ij,1}^{l} = f_{1}^{l}(v_i^{l-1}, v_j^{l-1}; \theta_1^l) \, e_{ij,1}^{l-1} \\[2mm]
\hat{e}_{ij,2}^{l} = f_{2}^{l}(v_i^{l-1}, v_j^{l-1}; \theta_2^l) \, e_{ij,2}^{l-1} \\[2mm]
e_{ij}^{l} = \dfrac{\hat{e}_{ij}^{l}}{\parallel \hat{e}_{ij}^{l} \parallel_1}
\end{cases}
\tag{4-20}
$$

其中,$f_1^l$ 和 $f_2^l$ 是第 $l$ 层特征聚合网络;$\theta_1^l$ 和 $\theta_2^l$ 是建模相似性和不相似性的训练参数。进一步对相似性和不相似性进行归一化得到 $e_{ij}^l$,其中 $\parallel \cdot \parallel_1$ 表示 $l_1$-范数。更新边缘权重后得到 $\hat{g}^{l-1}$,其特征分布不变,如图 4-7(b) 所示。损失函数 $\mathcal{L}_l^E$ 定义如下：

$$
\mathcal{L}_l^E = \mathcal{L}_{ce}(\hat{Y}_l^{Edge}, Y^{Edge})
\tag{4-21}
$$

其中,$\mathcal{L}_{ce}(\cdot)$ 表示交叉熵损失;$\hat{Y}_l^{Edge}$ 和 $Y^{Edge}$ 分别表示基于 MLP 分类器获取的预测结果以及真实边缘标签。

通过公式(4-21),模型为属于同一类的样本分配较高的权重,以促进类内的相似性,同时为属于不同类的样本分配较高的不相似性,以降低它们之间的关联性。这种权重分配策略有助于模型更好地捕捉和利用数据中蕴含的相似性和不相似性信息,从而挖掘节点之间潜在联系,进一步优化域适应的性能。

### 3）节点更新机制

基于图 $\hat{g}^{l-1}$,模型随后进行节点的更新。具体而言,模型利用边缘标签量化连接节点对目标节点的贡献。这一机制的核心思想在于,通过考虑相邻节点之间的相似性和不相似性,从而更精细地优化目标节点。节点更新过程详细定义如下：

$$
v_i^l = f_v^l\left(\left[\sum_{j=1}^{N} e_{ij,1}^l v_j^{l-1}, \sum_{j=1}^{N} e_{ij,2}^l v_j^{l-1}\right]; \theta_v^l\right)
\tag{4-22}
$$

其中,$f_v^l$ 和 $\theta_v^l$ 分别表示节点更新网络及其参数,更新后的图结构如图 4-7(c) 所示。其第 $l$ 层的节点损失如下：

$$\mathcal{L}_l^N = \mathcal{L}_{ce}(\hat{Y}_l, Y) \qquad (4-23)$$

其中，$\hat{Y}_l$ 和 $Y$ 分别表示预测标签概率分布和真实标签。

节点更新机制有效地促进了域对齐，而且无须显式地对不同领域之间的差异进行建模，因此能够轻松应用到其他域适应范式上。通过这种方式，边损失项和节点损失项共同构成了监督损失。

### 4. 不确定性引导优化模块

不确定性引导优化模块基于两个基本假设：第一，低置信度预测同样可以提供信息促进伪标签学习，尤其是对于样本量有限的抑郁障碍识别数据集，这一假设驱使模型积极探索如何最大程度地利用这些低置信度预测；第二，源域和目标域之间不仅存在语义差距，还存在类别分布差距。为此，本节设计了两个核心优化机制，即伪标签优化机制和类不平衡优化机制，如图 4-8 所示。

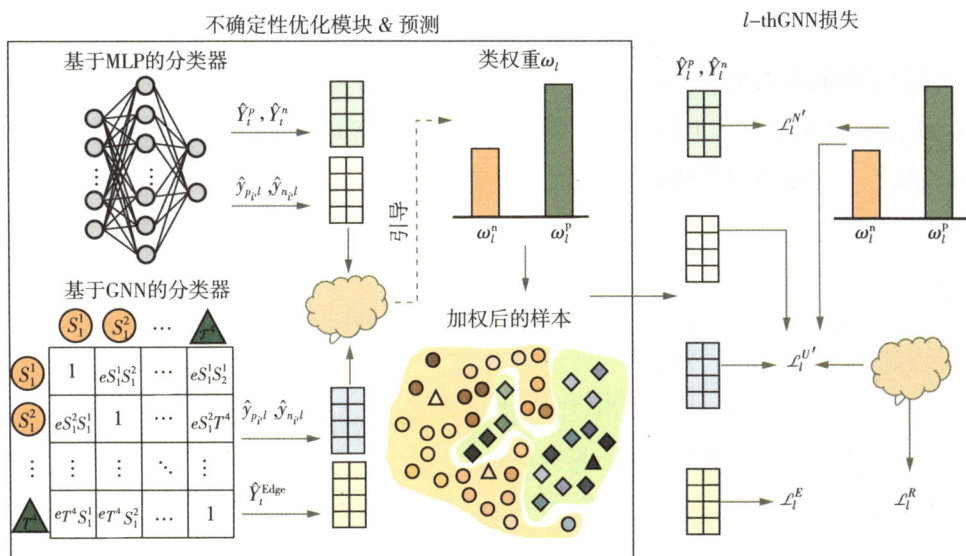

图 4-8 不确定性引导优化模块

### 1) 伪标签优化机制

具体来说，将第 $l$ 层的 MLP 的分类器应用于目标域的无标签样本，从而获得了其伪标签 $\hat{y}_{i,l}$。为了评估该伪标签的不确定性，进一步引入了一个基于图神经网络的分类器，用于生成参考预测。这个基于图神经网络的分类器是通过挖掘目标域中未标记样本与已标记样本之间的关系来推导出参考预测标签 $\bar{y}_{i,l}$。

$$\bar{y}_{i,l} = \mathcal{N}\left(\frac{1}{N_p}\sum_{j=1}^{N_p}e_{ij,1}^l, \frac{1}{N_n}\sum_{j=1}^{N_n}e_{ij,1}^l\right) \qquad (4-24)$$

其中,$\mathcal{N}(\cdot)$ 是一个归一化操作符;$N_p$ 和 $N_n$ 分别表示正负样本的数量。随后,使用 Kullback-Leibler 散度(KL 散度)来量化伪标签的不确定性。

$$\mu_{i,l} = D_{KL}(\bar{y}_{i,l}, \hat{y}_{i,l}) \qquad (4-25)$$

其中,$D_{KL}(\cdot)$ 代表 KL 散度。

鉴于不正确的预测通常伴随着更高的不确定性,因此模型在计算伪标签损失时考虑了伪标签的不确定性。这一策略的设计初衷在于遏制噪声伪标签导致的误差传播和积累,以提高伪标签学习的效率。伪标签损失具体定义如下:

$$\mathcal{L}_l^U = \frac{1}{N}\sum_{i=1}^{N}e^{-\mu_{i,l}} \cdot \mathcal{L}_{ce}(\bar{y}_{i,l}, \hat{y}_{i,l}) \qquad (4-26)$$

### 2) 类不平衡优化机制

为了抑制由类别不平衡引起的预测偏差,本节考虑标签数据、伪标签预测及其不确定性,从而为每个类别获得一个精细的类别权重 $\omega_l = [\omega_l^p, \omega_l^n]$。这种方法不仅允许模型更好地利用跨域数据,还能够更准确地捕捉各个类别的权重,其具体定义如下:

$$\begin{cases} \omega_l^p = \dfrac{N_n + \sum\limits_{i=1}^{N_{u,l}^p}\mu_{P_{i,l}}}{N_p + N_n + \sum\limits_{i=1}^{N_{u,l}^p}\mu_{P_{i,l}} + \sum\limits_{i=1}^{N_{u,l}^p}\mu_{n_{i,l}}} \\[4ex] \omega_l^n = \dfrac{N_p + \sum\limits_{i=1}^{N_{u,l}^n}\mu_{P_{i,l}}}{N_p + N_n + \sum\limits_{i=1}^{N_{u,l}^p}\mu_{P_{i,l}} + \sum\limits_{i=1}^{N_{u,l}^n}\mu_{n_{i,l}}} \end{cases} \qquad (4-27)$$

为了促进类平衡,模型进一步结合类权重对公式(4-23)和公式(4-26)中的节点损失和不确定性损失进行加权,以缓解类不平衡问题。其具体定义如下:

$$\mathcal{L}_l^{N'} = \sum_{* \in \{p,n\}}\omega_l^* \mathcal{L}_{ce}(\hat{Y}_l^*, Y^*) \qquad (4-28a)$$

$$\mathcal{L}_l^{U'} = \sum_{* \in \{p,n\}} \frac{\omega_l^*}{N_{u,l}^*} e^{-u_{*_i,l}} \mathcal{L}_{ce}(\bar{y}_{*_i,l}, \hat{y}_{*_i,l}) \tag{4-28b}$$

通过考虑类权重,模型可以更精细地调整节点损失和伪标签损失,以便在训练过程中更好地平衡各个类别。

最后,本节引入了一种不确定性正则化损失,防止模型给所有无标签数据都分配较高的不确定性分数,从而鼓励模型产生更加自信的预测。

$$\mathcal{L}_l^R = \parallel \mu_l \parallel_1 \tag{4-29}$$

这一损失项有利于有助于提高模型的自信度,从而为实际应用提供更具说服力的预测。

### 5. 损失函数

每层图神经网络都包含三种类型的损失函数,即监督损失、伪标签损失和不确定性正则化损失。具体来说,第 $l$ 层 GNN 层的损失函数具体表述如下:

$$\mathcal{L}_l = (\mathcal{L}_l^{N'} + \lambda_1 \mathcal{L}_l^E) + \lambda_2 \mathcal{L}_l^{U'} + \lambda_3 \mathcal{L}_l^R \tag{4-30}$$

其中,$\lambda_1$,$\lambda_2$ 和 $\lambda_3$ 是超参数。

最终,通过将所有 GNN 层的损失进行累加,得到域适应任务的整体训练损失函数,具体如下:

$$\mathcal{L} = \sum_{l=1}^{L} \mathcal{L}_l \tag{4-31}$$

该损失函数综合考虑所有图神经网络层的贡献,从而为域适应任务提供优化目标。

## 4.3.4　实验

### 1. 实验设置

#### 1) 数据集划分

该模型在四个基准数据集上(DAIC-WOZ、EATD、MODMA 以及 CMDC)进行了实验。实验中,源域样本均为有标签的数据,而目标域的样本则只有部分有标签。具体来说,约 40% 的目标域数据用作训练集,约 10% 用于验证,而剩余的数据则用于测试。数据集划分见表 4-6 所列。此外,为了使表述更为简洁,实验部分将 DAIC-WOZ、EATD、MODMA 和 CMDC 分别表示为"D""E""M"和"C"。

表 4-6　数据集划分

| 数据集 | 缩写 | 训练集 | 验证集 | 测试集 |
|---|---|---|---|---|
| DAIC-WOZ | D | 300 301 302 303 304 305 306 307<br>308 309 310 311 312 313 314 315<br>316 317 318 319 320 321 322 323<br>324 325 326 327 328 329 330 331<br>332 333 334 335 336 337 338 339<br>340 341 342 343 344 345 346 347 348<br>349 350 351 352 353 354 355 356<br>357 358 359 360 361 362 363 364<br>365 366 367 368 369 370 371 372 373<br>374 375 376 377（MDD∶NC≈1∶1.406） | 378 379 380 381<br>382 383 384 385<br>386 387 388 389<br>390 391 392 393<br>（MDD∶NC≈1∶1.667） | 395 396 397 399 400 401 402 403<br>404 405 406 407 408 409 410 411<br>412 413 414 415 416 417 418 419<br>420 421 422 423 424 425 426 427<br>428 429 430 431 432 433 434 435<br>436 437 438 439 440 441 442 443<br>444 445 446 447 448 449 450 451<br>452 453 454 455 456 457 458 459<br>461 462 463 464 465 466 467 468<br>469 470 471 472 473 474 475 476<br>477 478 479 480 481 482 483 484<br>485 486 487 488 489 490 491 492<br>（MDD∶NC≈1∶4.333） |
| EATD | E | $t\_1$ $t\_10$ $t\_101$ $t\_104$ $t\_105$ $t\_109$<br>$t\_11$ $t\_111$ $t\_12$ $t\_13$ $t\_15$ $t\_18$<br>$t\_21$ $t\_22$ $t\_27$ $t\_29$ $t\_3$ $t\_32$<br>$t\_33$ $t\_35$ $t\_36$ $t\_38$ $t\_39$ $t\_40$<br>$t\_41$ $t\_42$ $t\_43$ $t\_44$ $t\_47$ $t\_48$<br>$t\_53$ $t\_55$ $t\_58$ $t\_6$ $t\_60$ $t\_62$<br>$t\_64$ $t\_68$ $t\_75$ $t\_76$<br>（MDD∶NC=1∶4） | $t\_79$ $t\_8$ $t\_81$<br>$t\_85$ $t\_86$ $t\_89$<br>$t\_9$ $t\_90$ $t\_97$<br>$t\_99$（MDD∶NC≈1∶2.333） | $v\_10$ $v\_12$ $v\_13$ $v\_15$ $v\_16$ $v\_17$ $v\_18$<br>$v\_19$ $v\_2$ $v\_22$ $v\_24$ $v\_25$ $v\_27$ $v\_29$<br>$v\_30$ $v\_32$ $v\_36$ $v\_39$ $v\_41$ $v\_42$ $v\_43$<br>$v\_45$ $v\_47$ $v\_48$ $v\_49$ $v\_5$ $v\_52$ $v\_55$<br>$v\_56$ $v\_57$ $v\_58$ $v\_61$ $v\_65$ $v\_66$ $v\_67$<br>$v\_70$ $v\_71$ $v\_72$ $v\_74$ $v\_76$ $v\_8$ $v\_81$<br>$v\_82$ $v\_83$ $v\_84$ $v\_86$ $v\_9$ $v\_90$ $v\_94$<br>$v\_96$ $v\_97$ $v\_99$（MDD∶NC=1∶5.5） |

（续表）

| 数据集 | 缩写 | 训练集 | 验证集 | 测试集 |
|---|---|---|---|---|
| CMDC | C | HC01 HC02 HC03 HC04 HC05<br>HC06 HC07 HC08 HC09 HC10<br>HC11 HC12 HC13 HC14 HC15<br>HC16 HC17 HC18 MDD01 MDD02<br>MDD03 MDD04 MDD05 MDD06<br>MDD07 MDD08 MDD09 MDD10<br>MDD11 MDD12 MDD13 MDD14<br>(MDD : NC≈1 : 1.286) | HC19 HC20 HC21<br>HC22 HC23 HC24<br>MDD15(MDD : NC=<br>1 : 6) | HC25 HC26 HC27 HC28 HC29 HC30<br>HC31 HC32 HC33 HC34 HC35 HC36<br>HC37 HC38 HC39 HC40 HC41 HC42<br>HC43 HC44 HC45 HC46 HC47 HC48<br>HC49 HC50 HC51 HC52 MDD16<br>MDD17 MDD18 MDD19 MDD20 MDD21<br>MDD22 MDD23 MDD24 MDD25 MDD26<br>(MDD : NC≈1 : 2.545) |
| MODMA | M | 02010001 02010002 02010003 02010004<br>02010005 02010006 02010008 02010009<br>02010010 02020004 02020007 02020008<br>02020010 02020011 02020014 02020015<br>02020016 02020018 02020019 02020021<br>02020022(MDD : NC≈1 : 1.333) | 02010037<br>02010039<br>02030015<br>02030016<br>02030017<br>(MDD : NC=1 : 1.5) | 02010011 02010012 02010013 02010014<br>02010015 02010018 02010022 02010023<br>02010024 02010025 02010034 02010037<br>02010039 02020023 02020025 02020026<br>02020027 02030001 02030002 02030004<br>02030005 02030006 02030007 02030008<br>02030009 02030010 02030014(MDD : NC≈<br>1 : 1.077) |

### 2)数据预处理

音频信号被分割成多个一秒语音片段，随后使用 openSMILE 工具箱提取扩展的日内瓦简约声学参数集作为语料库的声学特征，这些声学参数集包含基音频率、声音强度、语音流畅性等。此外，实验中使用了大规模预训练模型 BERT/Chinese‑BERT 来处理文本模态，它们能够将文本数据转化为句子级特征，有效地捕捉文本的语义信息和上下文关联。Bi‑LSTM 被作为整个模型的主干网络，用于处理从声学特征和文本特征中提取的信息，并将其用于后续任务。

### 3)实验范式

为了验证模型的灵活性和可扩展性，实验中尝试了不同的域适应范式，包括 SSDA、SMDA、MSDA 和 MMDA 等。这一系列实验旨在探究 GNN‑DA 在不同域适应背景下的性能表现，从而为其在实际应用中的有效性和灵活性提供有力理论支持。

## 2. 基线方法

### 1)单源单目标域适应方法

MME 的核心思想是计算特征与类别原型之间的相似度，通过迭代的方式使未标记目标数据相对于分类器的条件熵最大化，且相对于特征编码器的条件熵最小化，从而实现域适应。DANN 通过联合优化学习域的特征表示，使得模型能够更好地适应不同领域的数据分布。DALN 利用预测的判别信息显式地实现域对齐。

### 2)单源多目标域适应方法

DCL 提出了一种特征聚合和课程学习方法，该方法利用顺序适应策略先适应更容易的目标域，然后适应更困难的目标域。此外，为了防止分类器过度拟合其自身的噪声伪标签，DCL 开发了一种联合教学策略，从而获得更可靠的伪标签。

为了进行性能比较，本节对先前提出的代码进行了复现。特别要强调的是，DANN 和 DALN 是无监督域适应领域的典型方法，为了确保准确，本节将这两种方法扩展到半监督域适应领域。

## 3. 实验分析

表 4‑7～4‑10 展示了不同域适应方法在多个任务和数据集上的实验结果。

### 1）域适应范式分析

为了比较不同域适应范式的性能,本节对 SSDA、MSDA、SMDA 和 MMDA 的性能进行了分析。从表 4-7～表 4-9 中可以看到,MSDA 达到了最佳性能,其次是 SSDA 和 MMDA,而 SMDA 的性能最差。

与其他域适应范式相比,MSDA 在各任务上都表现出出色的竞争力。以 CMDC 数据集为例,E+M+D→C 在文本模态上取得了最佳的预测性能,ACC 高达 0.782,其他评估指标同样展现出优异的性能。这是因为 MSDA 能够从多个源域中获得不同的特征分布,这赋予了 MSDA 强大的泛化能力,使其能够在各种任务和数据背景下都保持强大竞争力。此外,数据的多样性使模型能够持续获取来自不同领域的知识和经验,避免陷入对某一特定领域过于狭隘的认知,从而更全面地处理数据,为决策和预测提供更全面和准确的信息。

MMDA 借助来自多个源域的数据来指导目标域的学习,然而 MMDA 的性能显著低于 MSDA。这一现象可以归因于 MSDA 只需适应一个目标域,即 MSDA 可以专注于单一目标领域特征和规律的挖掘,使得模型的训练更加高效。相比之下,MMDA 需要同时考虑多个目标域,这增加了模型的复杂性。此外,MSDA 的监督信息更丰富,能够更好地泛化到不同的目标域,而 MMDA 的监督信息有限,难以涵盖多个领域,导致其性能下降。

从表 4-7～表 4-10 中可以看到,SMDA 在所有任务上都呈现出较低的性能水平。这是因为 SMDA 监督信息有限,使得模型难以有效地捕捉目标域的复杂特征和规律,导致其泛化能力下降。此外,当标签数据有限时,图网络构建和信息传递的有效性受到严重制约,这导致模型无法准确地将知识从源域传递到目标域,使得图网络中的无标签节点难以被正确标记,从而降低了模型的性能。

相比之下,SSDA 专注于单一源域和单一目标域,通过减小源域和目标域之间的特征差异来实现域适应,从而提高了模型在目标域的性能。尽管 SSDA 的标签信息相对较为有限,但其目标域特征分布相对简单,这一特性在一定程度上降低了问题的复杂性。

综上所述,CNN-DA 的灵活性较高,可以扩展到不同的域适应范式。

表 4-7　CMDC 数据集分类结果

| 范式 | 任务 | 模态 | 方法 | ACC | REC | PRE | SPE | F1 分数 |
|---|---|---|---|---|---|---|---|---|
| SSDA | M→C | 音频 | MME | 0.564 | 0.423 | 0.367 | 0.635 | 0.393 |
| | | | DANN | 0.619 | 0.5 | 0.125 | 0.632 | 0.2 |
| | | | DALN | 0.667 | 0.364 | 0.4 | 0.786 | 0.381 |
| | | | GNN-DA | 0.718 | 0.615 | 0.571 | 0.769 | 0.593 |
| | | 文本 | MME | 0.603 | 0.5 | 0.419 | 0.654 | 0.456 |
| | | | DANN | 0.625 | 0.286 | 0.222 | 0.72 | 0.25 |
| | | | DALN | 0.688 | 0.333 | 0.222 | 0.731 | 0.267 |
| | | | GNN-DA | 0.731 | 0.615 | 0.593 | 0.788 | 0.604 |
| MSDA | E+M→C | 音频 | GNN-DA | 0.744 | 0.577 | 0.625 | **0.827** | 0.6 |
| | | | GNN-DA | 0.769 | 0.692 | 0.643 | 0.808 | 0.667 |
| | E+M+D→C | 文本 | GNN-DA | 0.769 | 0.655 | **0.655** | **0.827** | 0.654 |
| | | | GNN-DA | **0.782** | **0.731** | **0.655** | 0.808 | **0.691** |
| SMDA | M→D+C | 音频 | DCL | 0.577 | 0.346 | 0.36 | 0.692 | 0.353 |
| | | | GNN-DA | 0.667 | 0.5 | 0.5 | 0.75 | 0.5 |
| | | 文本 | DCL | 0.564 | 0.269 | 0.318 | 0.712 | 0.292 |
| | | | GNN-DA | 0.679 | 0.615 | 0.516 | 0.712 | 0.561 |
| | M→E+D+C | 音频 | DCL | 0.564 | 0.269 | 0.318 | 0.712 | 0.292 |
| | | | GNN-DA | 0.615 | 0.462 | 0.429 | 0.692 | 0.444 |
| | | 文本 | DCL | 0.577 | 0.308 | 0.348 | 0.712 | 0.292 |
| | | | GNN-DA | 0.654 | 0.538 | 0.483 | 0.712 | 0.509 |
| MMDA | E+M→C+D | 音频 | GNN-DA | 0.679 | 0.538 | 0.519 | 0.75 | 0.528 |
| | | 文本 | GNN-DA | 0.731 | 0.654 | 0.586 | 0.769 | 0.618 |

注：MME 见参考文献[21]，DANN 见参考文献[22]，DALN 见参考文献[23]，DCL 见参考文献[24]；加粗字体表示同一指标的最佳结果。

表4-8 DAIC-WOZ数据集分类结果

| 范式 | 任务 | 模态 | 方法 | ACC | REC | PRE | SPE | F1 分数 |
|---|---|---|---|---|---|---|---|---|
| SSDA | M→E | 音频 | MME | 0.608 | 0.571 | 0.39 | 0.624 | 0.464 |
| | | | DANN | 0.688 | 0.333 | 0.111 | 0.724 | 0.167 |
| | | | DALN | 0.563 | 0.133 | 0.667 | 0.941 | 0.222 |
| | | | GNN-DA | 0.677 | 0.554 | 0.463 | 0.729 | 0.504 |
| | | 文本 | MME | 0.646 | 0.607 | 0.43 | 0.662 | 0.504 |
| | | | DANN | 0.688 | 0.222 | 0.04 | 0.87 | 0.286 |
| | | | DALN | 0.563 | 0.267 | 0.571 | 0.824 | 0.364 |
| | | | GNN-DA | 0.725 | 0.679 | 0.528 | 0.744 | 0.594 |
| MSDA | C+M→E | 音频 | GNN-DA | 0.714 | 0.589 | 0.516 | 0.767 | 0.55 |
| | | 文本 | GNN-DA | 0.714 | 0.607 | 0.515 | 0.759 | 0.557 |
| | C+M+D→E | 文本 | GNN-DA | 0.73 | 0.661 | 0.536 | 0.759 | 0.592 |
| | | 文本 | GNN-DA | **0.751** | **0.696** | **0.565** | **0.774** | **0.624** |
| SMDA | M→D+E | 音频 | DCL | 0.55 | 0.571 | 0.344 | 0.541 | 0.43 |
| | | | GNN-DA | 0.577 | 0.482 | 0.346 | 0.617 | 0.403 |
| | | 文本 | DCL | 0.55 | 0.571 | 0.344 | 0.541 | 0.43 |
| | | | GNN-DA | 0.577 | 0.518 | 0.354 | 0.602 | 0.42 |
| | M→C+C+E | 音频 | DCL | 0.582 | 0.625 | 0.376 | 0.564 | 0.47 |
| | | | GNN-DA | 0.545 | 0.429 | 0.308 | 0.594 | 0.358 |
| | | 文本 | DCL | 0.54 | 0.536 | 0.33 | 0.541 | 0.408 |
| | | | GNN-DA | 0.566 | 0.446 | 0.329 | 0.617 | 0.379 |
| MMDA | C+M→E+D | 音频 | GNN-DA | 0.656 | 0.625 | 0.443 | 0.669 | 0.519 |
| | | 文本 | GNN-DA | 0.661 | 0.661 | 0.451 | 0.662 | 0.536 |

注:MME 见参考文献[21],DANN 见参考文献[22],DALN 见参考文献[23],DCL 见参考文献[24];加粗字体表示同一指标的最佳结果。

表 4-9　EATD 数据集分类结果

| 范式 | 任务 | 模态 | 方法 | ACC | REC | PRE | SPE | F1 分数 |
|---|---|---|---|---|---|---|---|---|
| SSDA | M→D | 音频 | MME | 0.637 | 0.579 | 0.275 | 0.651 | 0.373 |
| | | | DANN | 0.583 | 0.111 | 0.333 | 0.867 | 0.167 |
| | | | DALN | 0.875 | 0 | 0 | 0.875 | 0 |
| | | | GNN-DA | 0.696 | 0.579 | 0.324 | 0.723 | 0.415 |
| | | 文本 | MME | 0.686 | 0.526 | 0.303 | 0.723 | 0.385 |
| | | | DANN | 0.7 | 0.571 | 0.25 | 0.721 | 0.348 |
| | | | DALN | 0.813 | 0 | 0 | 0.813 | 0 |
| | | | GNN-DA | 0.706 | 0.526 | 0.323 | 0.747 | 0.4 |
| MSDA | C+M→D | 音频 | GNN-DA | 0.706 | 0.526 | 0.323 | 0.747 | 0.4 |
| | | 文本 | GNN-DA | 0.765 | 0.579 | 0.407 | **0.807** | 0.478 |
| | C+M+E→D | 文本 | GNN-DA | 0.745 | 0.632 | 0.387 | 0.771 | 0.48 |
| | | 文本 | GNN-DA | **0.775** | **0.684** | **0.433** | **0.795** | **0.531** |
| SMDA | M→C+D | 音频 | DCL | 0.588 | 0.368 | 0.189 | 0.639 | 0.25 |
| | | | GNN-DA | 0.637 | 0.474 | 0.25 | 0.675 | 0.327 |
| | | 文本 | DCL | 0.618 | 0.474 | 0.237 | 0.651 | 0.316 |
| | | | GNN-DA | 0.676 | 0.526 | 0.294 | 0.711 | 0.377 |
| | M→E+C+D | 音频 | DCL | 0.569 | 0.421 | 0.195 | 0.602 | 0.267 |
| | | | GNN-DA | 0.657 | 0.579 | 0.289 | 0.675 | 0.386 |
| | | 文本 | DCL | 0.578 | 0.421 | 0.2 | 0.614 | 0.271 |
| | | | GNN-DA | 0.637 | 0.421 | 0.235 | 0.687 | 0.302 |
| MMDA | C+M→D+E | 音频 | GNN-DA | 0.676 | 0.526 | 0.294 | 0.711 | 0.377 |
| | | 文本 | GNN-DA | 0.696 | 0.474 | 0.3 | 0.747 | 0.367 |

注:MME 见参考文献[21],DANN 见参考文献[22],DALN 见参考文献[23],DCL 见参考文献[24];加粗字体表示同一指标的最佳结果。

表 4 - 10　MODMA 数据集分类结果

| 范式 | 任务 | 模态 | 方法 | ACC | REC | PRE | SPE | F1 分数 |
|---|---|---|---|---|---|---|---|---|
| SSDA | D→M | 音频 | MME | 0.692 | 0.708 | 0.654 | 0.679 | 0.68 |
| | | | DANN | 0.667 | 0.75 | 0.5 | 0.625 | 0.6 |
| | | | DALN | 0.577 | 1 | 0.083 | 0.56 | 0.154 |
| | | | GNN - DA | 0.731 | 0.667 | 0.727 | 0.786 | 0.696 |
| | | 文本 | MME | 0.712 | 0.75 | 0.667 | 0.679 | 0.706 |
| | | | DANN | 0.654 | 0.8 | 0.333 | 0.619 | 0.471 |
| | | | DALN | 0.538 | 0.5 | 0.166 | 0.545 | 0.25 |
| | | | GNN - DA | 0.75 | 0.708 | 0.739 | 0.786 | 0.723 |
| MSDA | C+D→M | 音频 | GNN - DA | 0.769 | 0.708 | 0.773 | 0.821 | 0.739 |
| | | 文本 | GNN - DA | 0.788 | 0.75 | 0.783 | 0.821 | 0.766 |
| | C+D+ E→M | 文本 | GNN - DA | 0.788 | 0.75 | 0.783 | 0.821 | 0.766 |
| | | 文本 | GNN - DA | **0.827** | **0.792** | **0.826** | **0.857** | **0.809** |
| SMDA | C→E+M | 音频 | DCL | 0.615 | 0.667 | 0.571 | 0.571 | 0.615 |
| | | | GNN - DA | 0.692 | 0.708 | 0.654 | 0.679 | 0.68 |
| | | 文本 | DCL | 0.635 | 0.625 | 0.6 | 0.643 | 0.612 |
| | | | GNN - DA | 0.673 | 0.667 | 0.64 | 0.679 | 0.653 |
| | C→E+ C+M | 音频 | DCL | 0.635 | 0.583 | 0.609 | 0.679 | 0.596 |
| | | | GNN - DA | 0.654 | 0.667 | 0.615 | 0.643 | 0.64 |
| | | 文本 | DCL | 0.654 | 0.583 | 0.636 | 0.714 | 0.609 |
| | | | GNN - DA | 0.712 | 0.708 | 0.68 | 0.714 | 0.694 |
| MMDA | C+D→ M+E | 音频 | GNN - DA | 0.75 | 0.708 | 0.739 | 0.786 | 0.723 |
| | | 文本 | GNN - DA | 0.731 | 0.708 | 0.708 | 0.75 | 0.708 |

注:MME 见参考文献[21],DANN 见参考文献[22],DALN 见参考文献[23],DCL 见参考文献[24];加粗字体表示同一指标的最佳结果。

### 2)域适应方法比较

将 GNN - DA 与其他域适应模型进行比较,这些方法涵盖了两种不同类型的域适应范式。其中,MME、DANN 及 DALN 是单源单目标域域适应范式,而 DCL 则是单源多目标域适应模型。从表 4 - 7～表 4 - 10 中可以看出,GNN - DA 优于其他基线模型。

具体而言,MME 需要通过手动设置阈值来确定伪标签,过高的阈值可能导致模型过滤掉有价值的样本,而过低的阈值可能引入大量噪声伪标签,从而干扰模型的训练。与之不同,GNN－DA 通过学习伪标签的不确定性,避免了手动设置阈值的烦琐过程,从而提高了模型的灵活性。

GNN－DA 在各任务上性能均优于 DANN。这是因为 DANN 中基于对抗的域对齐模型可能会导致域之间的语义误对齐,因为对抗性训练侧重于通过最小化域差异来进行语义对齐,但在此过程中,不同类别的样本可能被强制靠近彼此,从而引发语义误对齐。与此不同,GNN－DA 专注于实现更细粒度的个体级别对齐,这种方法避免了语义误对齐可能引发的性能下降。

在 DALN 中存在着预测偏差的现象,这是由于 DALN 忽略了类别不平衡问题,模型为了使损失函数最小化而过于保守地将所有的正样本都预测为负样本。这种过于保守的预测导致模型在处理正样本时的表现不佳。

GNN－DA 在大部分任务上都优于 DCL。具体来说,DCL 采用了一种双分类器方法来生成伪标签,从而学习节点之间的相似性,但其却未在框架中明确考虑不相似性因素。然而,在实际任务中,特征分布的差异性使得仅仅依赖相似性来捕捉节点之间的关系变得相当具有挑战性。相比之下,GNN－DA 同时学习节点之间的相似性和不相似性的因素,使得其能够应对多样性的数据以及复杂的任务,尤其在涉及多任务或多领域的情况下,这对于构建更精确的图结构是至关重要的。

### 3)模态分析

表 4－7～表 4－10 中的结果表明音频和文本模态都可以在抑郁障碍检测中取得良好的性能。文本模态在大多数任务上的性能都优于音频模态。事实上,文本是一种丰富的信息源,可以提供大量关于个体情感状态和心理健康的线索,包括词汇、语法以及语义。相比之下,音频模态主要依赖于声学特征和语音韵律线索。尽管声音也包含情感信息,然而其可能会受到背景噪声、发音方式、口音以及音频录制质量等因素的干扰,这些因素可能对情感分析和心理健康评估造成一定的影响。

### 4. 消融实验

为了验证提出的模块的有效性,我们设计了多种 GNN－DA 变体,并在 D＋C→M 任务上评估它们的性能。特征可视化如图 4－10 所示,消融实验结果见表4－11所列。

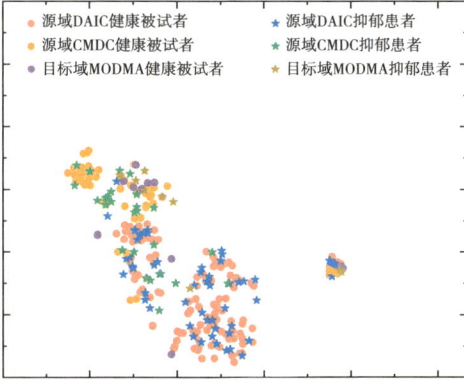

（a）$S_9$（同质性，初始化层）

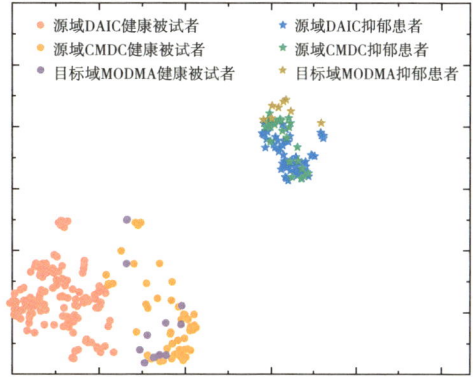

（b）$S_9$（同质性，第一层）

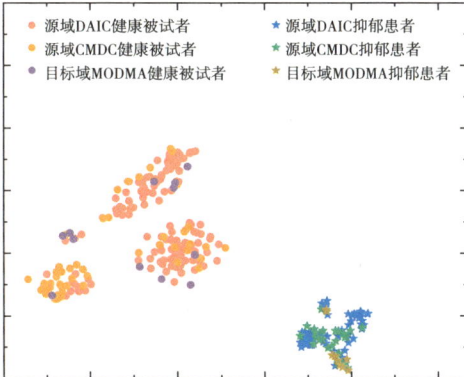

（c）$S_9$（同质性，第二层）

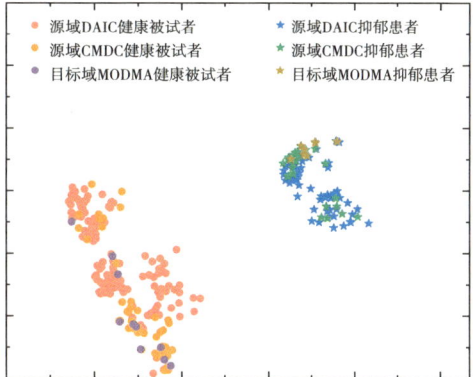

（d）$S_9$（同质性，第三层）

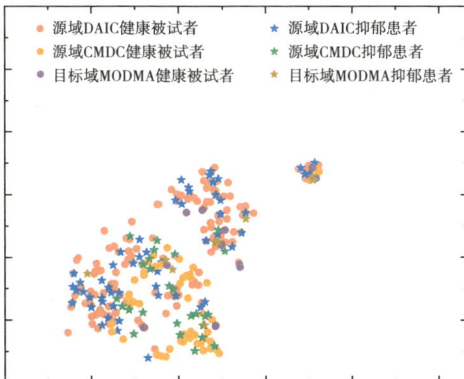

（e）$S_9$（同质性和异质性，初始化层）

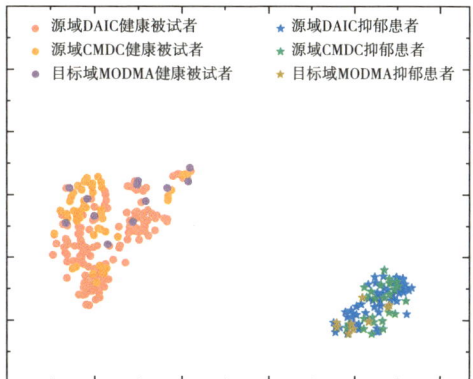

（f）$S_9$（同质性和异质性，第一层）

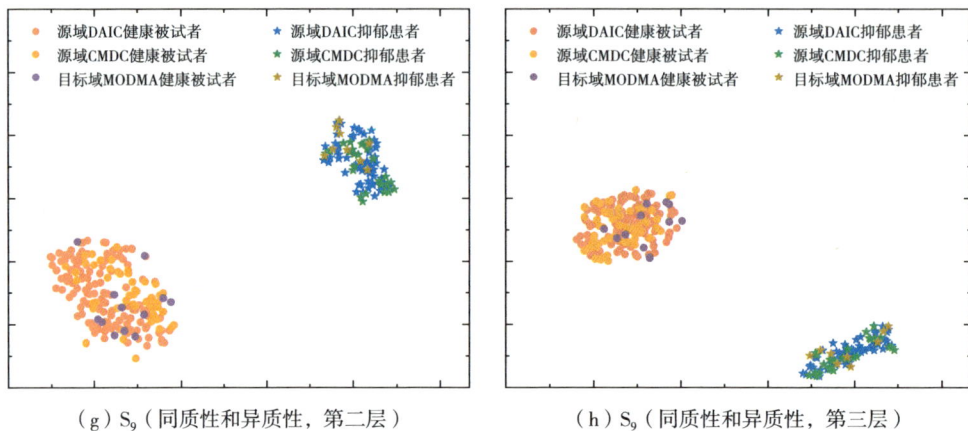

（g）$S_9$（同质性和异质性，第二层）　　　（h）$S_9$（同质性和异质性，第三层）

图 4-9　特征可视化

表 4-11　消融实验结果

| 索引 | 对齐 | 阈值 | 类平衡 | 边类型 | ACC | REC | PRE | SPE | F1 分数 |
|---|---|---|---|---|---|---|---|---|---|
| $S_1$ | MMD | 0.60 | √ | 相似性、不相似性 | 0.615 | 0.375 | 0.643 | 0.821 | 0.474 |
| $S_2$ | GNN | 0.55 | √ | 相似性、不相似性 | 0.577 | 0.125 | 0.75 | 0.964 | 0.214 |
| $S_3$ | GNN | 0.60 | √ | 相似性、不相似性 | 0.654 | 0.667 | 0.615 | 0.643 | 0.64 |
| $S_4$ | GNN | 0.65 | √ | 相似性、不相似性 | 0.712 | 0.625 | 0.714 | 0.786 | 0.667 |
| $S_5$ | GNN | 0.70 | √ | 相似性、不相似性 | 0.673 | 0.542 | 0.684 | 0.786 | 0.605 |
| $S_6$ | GNN | 0.75 | √ | 相似性、不相似性 | 0.577 | 0.125 | 0.75 | 0.964 | 0.214 |
| $S_7$ | GNN | 0.80 | √ | 相似性、不相似性 | 0.577 | 0.083 | **1** | **1** | 0.154 |
| $S_8$ | GNN | 0.85 | √ | 相似性、不相似性 | 0.577 | 0.083 | **1** | **1** | 0.154 |
| $S_9$ | GNN | — | √ | 相似性 | 0.712 | 0.667 | 0.696 | 0.75 | 0.681 |
| $S_{10}$ | GNN | — | — | 相似性、不相似性 | 0.673 | 0.5 | 0.706 | 0.821 | 0.585 |
| $S_{11}$ | GNN | — | √ | 相似性、不相似性 | **0.788** | **0.75** | 0.783 | 0.821 | **0.766** |

注："√"表示包含该模块，"—"表示该模块被移除；实验编号设置为 $S_1 \sim S_{11}$；加粗字体表示同一指标的最佳结果。

## 1）基于 GNN 的域对齐模块

为了评估基于 GNN 的域对齐模块的有效性，本部分引入了 GNN-DA 的变体 $S_1$，该模型将 MMD（Max Mean Discrepancy）作为域对齐的约束条件，其阈值设置为 0.60。为了确保实验的公平性和全面性，GNN-DA 模型还设计了一个变体

$S_3$,该变体利用预定义的阈值($\tau = 0.60$)来确定伪标签。

从表 4-11 中的实验结果可以看到,$S_3$ 在多个指标上均优于 $S_1$,这可以归因于 $S_3$ 进行域对齐的同时考虑了类别线索。具体来说,$S_1$ 使用的全局域对齐方法在整个域上进行特征对齐,但这容易导致语义误对齐,使得不同类别的样本在特征空间中过于接近,从而加大了目标域中分类问题的复杂性。相比之下,$S_3$ 利用了节点标签信息来构建图结构,从而实现更加精细的样本权重的分配。借助图神经网络的信息传播机制,$S_3$ 鼓励同一类别的样本在特征空间中更加紧凑,而不同类别的样本则更远离彼此,从而实现个体级别的域对齐。

#### 2)不相似性学习

实验结果表明,相较于 $S_{11}$,$S_9$ 的性能显著下降,ACC 从 0.788 降至 0.712。相比于 $S_9$,$S_{11}$ 展现出更优异的类内紧凑性。这一现象可归因于不同领域之间存在的特征分布差异,导致仅使用相似性无法充分反映样本之间的潜在联系。因此,通过探索并充分利用样本间的不相似性信息,能够更好地了解样本之间的潜在关系。尤其是在面对域差异时,不相似性信息提供了对样本差异性的更深层次理解,有助于模型更好地适应不同域的数据特征分布。

#### 3)伪标签优化机制

伪标签优化机制是域适应模型中一个重要的组成部分。为了验证这一机制的有效性,本部分在 MSDA 任务 D+C→M 上进行了双重评估:①比较了提出的伪标签优化机制与基于固定阈值的伪标签优化机制的区别;②讨论了不同固定阈值对模型性能的影响,即 0.55、0.60、0.65、0.70、0.75、0.80 和 0.85。根据表 4-11 中的实验结果得出了以下结论。

(1)$S_{11}$ 在 ACC 方面表现出显著的优势,较那些采用固定阈值 $\tau$ 的模型($S_2 \sim S_8$)均有所提高。事实上,随着模型的训练和迭代,伪标签的置信度逐渐增加,这可能会使之前适用的固定阈值变得不再适用。另外,考虑到数据分布可能会随时间而变化,因此一个在初始数据分布上表现良好的固定阈值可能在后续训练中表现不佳。$S_{11}$ 通过学习伪标签的不确定度,并将其作为衰减项来加权伪标签损失,从而建模成无标签样本。这种方法允许模型更好地区分高置信度和低置信度伪标签,从而更有效地指导模型的训练。

(2)固定阈值可能会导致模型性能不稳定和降低,因为它们无法灵活地适应类别不平衡问题。当 $\tau = 0.55$ 时,$S_2$ 保留了大多数负样本,进一步加剧了类别不平衡问题。这意味着模型将更倾向于将无标签样本预测为负样本,而对正样本的判别能力下降,导致模型召回率较低。当 $\tau = 0.65$ 时,$S_4$ 表现出了更好的性能,这意味着较高的阈值有助于过滤掉一些噪声预测,减少了错误预测的数量,特别是将抑郁障碍样本错误地分类为健康被试样本的情况。

(3)提高阈值并不一定能提升性能。实验结果表明,当阈值为 0.75、0.80 和 0.85 时,尽管模型取得了较高的召回率,但由于其将所有样本都预测为正样本,预测结果失去了意义。事实上,较高的阈值可以有效地过滤掉标签中的噪声,但它也存在将大量可靠的伪标签样本排除在训练过程之外的可能性,这可能会导致模型的整体性能降低。因此,在基于固定阈值的域适应模型中需要仔细平衡阈值的选择,以确保模型能够在准确性和召回率之间取得合理的平衡,以实现最佳的性能。

### 4)类不平衡优化机制

模型的训练主要受到拥有大量样本的类别的影响,因为这些类别通常在损失函数中占据主导地位,而那些样本数量较少的类别容易被忽略。因此模型可能会在学习分类边界时更倾向于那些占主导地位的类别,而对于样本稀缺的类别,模型则更容易将其错误地识别为罕见事件,甚至是噪声。从表 4-11 中可以看出 $S_{10}$ 的召回率相对较低,$S_{11}$ 的召回率较高,这表明采用类别不平衡优化机制可以缓解类不平衡带来的性能下降,使其更有效地识别少数类,从而提高模型的整体性能。

### 5)目标域标记数据比例

目标域标记数据比例对模型性能的影响见表 4-12 所列。实验结果表明,标记数据越多,模型表现更出色。标记样本的数量越多,提供的目标域数据分布信息也越充分,这有助于模型更有效地探索目标域中的特征和规律。当标记数据仅占总数据的 10% 时,模型的 ACC 仅为 0.577。这种情况下,模型需要在有限的标记数据上进行学习,这要求模型具备更强大的泛化能力。这也意味着模型必须能够从极少的标记数据中捕获有关目标域的特征分布,同时避免过拟合。

表 4-12  目标域标记数据比例对模型性能的影响

| 目标域标记数据比例 | ACC | REC | PRE | SPE | F1 分数 |
|---|---|---|---|---|---|
| 10% | 0.577 | 0.458 | 0.55 | 0.679 | 0.5 |
| 20% | 0.673 | 0.542 | 0.684 | 0.786 | 0.605 |
| 30% | 0.692 | 0.708 | 0.654 | 0.679 | 0.68 |
| 40% | **0.788** | **0.75** | **0.783** | **0.821** | **0.766** |

注:加粗字体表示同一指标的最佳结果。

### 4.3.5　小结

GNN-DA 通过引入一种基于图神经网络的域对齐模块,提供了一种可以轻松扩展到多种域适应范式的域适应方法,且无须显式域对齐操作。本节还研究了抑郁障碍识别任务中常见的噪声伪标签和类不平衡问题,通过伪标签优化机制,GNN-DA 缓解了噪声预测带来的负面影响,有效地应对不同类别之间的不平衡,从而提高了预测的准确性和鲁棒性。

## 4.4　基于数据增广策略和模型集成策略的图神经网络在抑郁障碍识别中的应用

### 4.4.1　引言

目前对于抑郁障碍诊断,临床上常见的是医生临床经验并结合抑郁自评量表、汉密尔顿抑郁量表、贝克抑郁自评问卷等问卷量表,其准确性往往受到医生的熟练程度、临床经验丰富程度和患者配合程度的影响,具有很强的主观性,给抑郁障碍诊断带来了很多挑战。随着信息技术的发展,计算机辅助诊断技术在医学上的应用越来越广泛。脑电信号具有时间分辨率高、成本相对低、操作简单、易于记录等优点,且包含了丰富的特征,所以被广泛应用于神经科学、认知科学以及心理学的研究中,并且在临床上已经用来辅助诊断一些疾病。在脑电信号分析与处理方面,传统的分类方法如支持向量机、K 最邻近法算法等依赖于手动从脑电信号中提取指定生物特征,获得相对高的准确率,无法直接利用原始信号提取深度特征用于分类,费时费力。另外,手工提取的脑电特征也因为脑电数据样本数据量小、数据采集难度大等因素会出现误差较大的情况。图神经网络可以结合图论中节点之间的依赖关系,对非欧几里得数据进行建模,深入挖掘结构之间的特征和规律,学习不同图的特征,广泛应用于分类任务。对于较小的数据集,使用图神经网络进行建模容易出现欠拟合和过拟合的情况,而使用集成学习可以改善分类效果。鉴于以上情况,本节提出了一种基于数据增广策略和模型集成策略的图神经网络的分类方法,该方法利用图神经网络来提取脑电信号中的特征,用于对抑郁障碍患者与正常人进行分类,从而降低人为诊断的主观性。该方法首先将采集到的受试者在静息状态下的脑电信号进行划分,用于数据增广,将数据增广之后的脑电数据根据脑电通道与图节点对应、脑电数据网络与图相对应的法则构造成对应的图,利用图神经网络学习数据的深度特征,获得数据增广后样本的预测结果。最后再基于模型集成策略利用多数投票算法进行投票得到最后的预测结果。实验证明,本节提出的方法可以进一步提升分类结果。

## 4.4.2　相关工作

近年来,许多学者正在研究基于生理信号的抑郁障碍识别方法。其中,脑电信号作为一种低成本、小尺寸、高时间分辨率的信号,采集通道数量多,包含生物信息量大,引起了越来越多研究者的关注。抑郁障碍患者与正常人脑电信号之间存在的特征差异可以用来识别抑郁障碍患者,但是脑电信号在本质上是复杂的,因此找到可利用的特征是非常重要的。

Cai 等人在 213 名应试者(92 名抑郁障碍患者和 121 名正常被试者)身上采集到的 Fp1、Fp2 和 Fpz 三电极静息状态下和声音刺激状态下的脑电信号,使用 FIR 滤波器、离散小波变换以及自适应滤波器处理脑电数据后,提取了 270 个线性特征和非线性特征,并利用最小冗余最大相关(mRMR)算法对提取的特征进行降维,最后利用 KNN 算法作为分类器进行分类。Akbari 等利用 22 个正常被试者和 22 个抑郁障碍患者的脑电信号,计算二维几何特征之后重建相空间,并根据它们的形状提取 34 个几何特征之后选用不同分类器进行分类。Zhang 等采集了 13 名抑郁障碍女性患者和 12 名女性对照组闭眼静息状态下的脑电信号,并从脑电信号中提取到了一系列线性特征和非线性特征,经过实验分析,抑郁障碍患者组和正常对照组的脑电信号特征存在显著差异。Hosseinifard 等采集了 40 名抑郁障碍患者和 40 位对照受试者的脑电信号,分别计算了脑电信号 alpha 波段、beta 波段、theta 波段和整个波段的脑电信号功率,利用逻辑回归和支持向量机算法作为分类器进行分类。Liao 等人将脑电信号处理成五个脑电波段(delta、theta、alpha、beta 和 gamma)并计算二维功能连通矩阵,然后将其中三个脑电信号波段的功能连通矩阵合并到三通道图像中,利用卷积神经网络对抑郁障碍患者脑电信号和对照组脑电信号进行分类。上述研究工作均是通过手动方式提取脑电特征,该方法花费时间较多,且对于分类并不一定都起到正向作用。

图神经网络对于脑网络具有非常高的适配性,Zhong 等人用 RGNN 算法对脑电信号数据集 SEED 和 SEED - IV 进行情感分类,取得了良好的分类效果。Song 等人提出了一种新的实例自适应图形方法(Instance - Adaptive Graphmethod,

IAG），对脑电信号情绪识别数据集进行了实验，取得了较高的准确率。Sun 等人利用图论知识，结合 128 通道脑电信号构建脑网络结构，对抑郁障碍患者的脑网络功能连接性进行了分析，用于研究抑郁障碍患者脑网络与抑郁严重程度的联系。

　　抑郁障碍患者脑电信号的采集环节必须要在服用药物之前（因为服用药物会导致大脑活动变化，影响脑电信号的采集），同时要考虑抑郁障碍患者在数据采集过程中是否有充分的精力和注意力，所以现有的公开抑郁障碍脑电信号非常少，导致利用计算机技术辅助诊断抑郁障碍会出现偏差。基于以上情况，本节提出了基于数据增广策略和模型集成策略的图神经网络，结合脑网络结构，提取脑电信号的深度特征，应用于抑郁障碍分类研究，相比手动提取特征，效率更高。

### 4.4.3　本节方法

#### 1. 基于数据增广策略和模型集成策略的抑郁障碍分类方法

　　本分类方法由数据增广策略、图神经网络和模型集成策略组成（见图 4 - 10）。首先将预处理后的脑电信号数据通过数据增广策略进行扩充后计算脑网络矩阵，即将原来一名受试者的脑电信号扩充为 $n$ 份，从而可以计算得到 $n$ 个脑网络矩阵；再将数据扩充计算后的脑网络矩阵输入到图神经网络，每名受试者的脑电信号都可以得到 $n$ 次分类预测结果；最后再利用模型集成策略将 $n$ 次预测结果进行集成，计算得到受试者的最终预测结果。这个过程提高了脑电信号的利用率，增强了网络的分类能力。

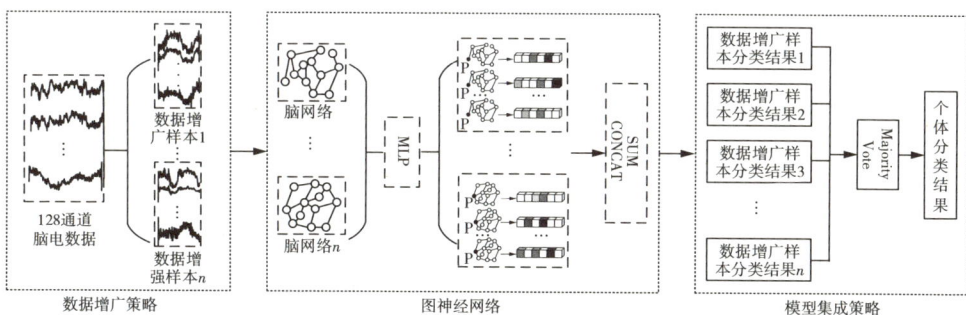

图 4 - 10　基于数据增广策略和模型集成策略的图神经网络模型

#### 2. 数据增广策略

　　为了提高脑电信号的利用率，学习脑电信号的特征，增强网络的分类能力，本节提出了数据增广策略。数据增广策略将每一通道的脑电信号按照时间顺序平均分为 $n$ 份，则数据增广后的脑电信号时序长度为 $\frac{m}{n}$。数据增广之后的数据如下：

$$\begin{cases} D = \text{CONCAT}(D_j), j = 1, 2, \cdots, n \\ D_j = [D_{1,j}; D_{2,j}; \cdots; D_{i,j}; \cdots; D_{128,j}], j = 1, 2, \cdots, n \end{cases} \tag{4-32}$$

数据增广策略可以将脑电信号 $D$ 扩充为原来的 $n$ 倍。增广前的脑电信号 $D$ 只能构造出一个脑网络矩阵，增广之后的脑电数据 $D_j (j = 1, 2, \cdots, n)$ 可以构造出 $n$ 个脑网络矩阵用于图神经网络。数据增广策略流程如图 4-11 所示。

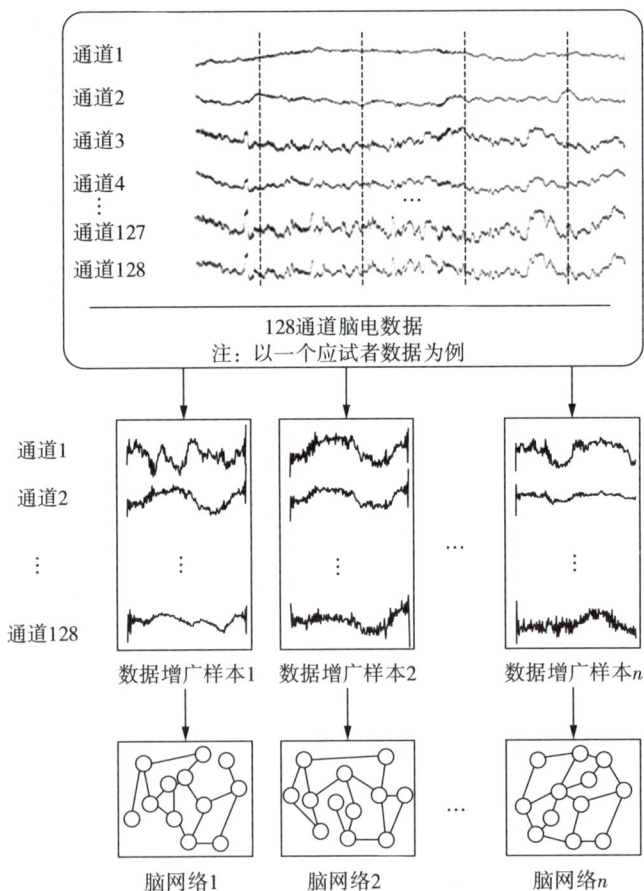

图 4-11　数据增广策略流程

### 3. 脑网络矩阵构造

每名受试者预处理后的脑电信号为包含 128 通道的时序脑电信号,为将不同通道的时序脑电信号构建脑网络矩阵用于深度学习,本节利用皮尔逊相关系数来计算两通道之间的相关系数。

假设有两个长度均为 $m$ 的时序信号 $X = [x_1, x_2, \cdots, x_m]$ 和 $Y = [y_1, y_2, \cdots, y_m]$,皮尔逊相关系数计算方式如下:

$$\rho_{X,Y} = \frac{\mathrm{cov}(X,Y)}{\sigma_X \sigma_Y} = \frac{E[(X - \mu_X)(Y - \mu_Y)]}{\sigma_X \sigma_Y} \tag{4-33}$$

受试者的 128 通道脑电信号经过相关的计算之后可以得到一个 $128 \times 128$ 的矩阵 $A$:

$$A = \begin{bmatrix} a_{(1,1)} & \cdots & a_{(1,128)} \\ \vdots & \ddots & \vdots \\ a_{(128,1)} & \cdots & a_{(128,128)} \end{bmatrix} \tag{4-34}$$

矩阵 $A$ 中的每个元素 $a_{(i,j)}$($i = 1, 2, \cdots, 128$; $j = 1, 2, \cdots, 128$)根据通道之间的相关度不同,介于 $-1$ 和 1 之间。本节将每个通道与其他通道的相关度进行排序,比第 5 位元素大的为 1,否则为 0。

$$a_{(i,j)} = \begin{cases} 1, a_{(i,j)} \text{ 不小于第 5 位元素} \\ 0, a_{(i,j)} \text{ 小于第 5 位元素} \end{cases} \tag{4-35}$$

为确保得到的脑网络矩阵为对称矩阵,保证不同脑电通道之间的连接对称性,最后的脑网络矩阵 $E$ 中的元素 $e_{(i,j)}$ 如下:

$$e_{(i,j)} = \begin{cases} 1, (a_{(i,j)} + a_{(j,i)})/2 \geqslant 1 \\ 0, (a_{(i,j)} + a_{(j,i)})/2 < 1 \end{cases} \tag{4-36}$$

### 4. 图神经网络

图神经网络(Graph Neural Network, GNN)对于图的一般定义为 $G = (V, E)$,其中 $V$ 为图的点集合,$E$ 为图的边集合,$h_v^{(k)}$ 为图 $G$ 的节点 $v$ 在第 $k$ 次迭代时的特征向量,$N(v)$ 为节点 $v$ 的所有相邻节点。GNN 是循环聚合相邻节点的过程,假设节点 $v$ 在第 $k$ 次循环的特征 $h_v^{(k)}$ 取决于前一次循环的特征 $h_v^{(k-1)}$ 和前一次循环的所有邻居节点特征 $h_u^{(k-1)}$,$u \in N(v)$,所有节点的特征综合之后作为整个图的表示,上述过程可以用式(4-37)～式(4-39)表示。式(4-37)表示聚合一阶邻域节点的特征：

$$a_v^{(k)} = \text{AGGREGATE}^{(k)}(h_u^{(k-1)} : u \in N(v)) \tag{4-37}$$

式(4-38)表示将相邻节点特征和自身特征相结合得到新的特征：

$$h_v^{(k)} = \text{COMBINE}^{(k)}(h_v^{(k-1)}, a_v^{(k)}) \tag{4-38}$$

式(4-39)表示综合所有节点特征得到图的特征表示：

$$h_G = \text{READOUT}(h_v^{(k)} \mid v \in G) \tag{4-39}$$

与 Weisfeler-Lehman 测试相比，一个高效的 GNN 也可以将两个不同的图结构映射到不同的表示，即 GNN 的聚合模式是单射的，从而可以对图进行区分。Xu 等人提出了一种图同构网络(Graph Isomorphism Network, GIN)，当邻域特征集 X 可数时，上述 AGGREGATE 函数为 sum 函数、COMBINE 函数中自身节点前对应的系数为 $1+\varepsilon$ 时，会存在 $f(x)$ 函数使得 $h(c, X)$ 为单射函数，如式(4-40)所示：

$$h(c, X) = (1+\varepsilon)f(c) + \sum_{x \in X} f(x) \tag{4-40}$$

其中，$c$ 为自身节点特征，参数 $\varepsilon$ 可通过预设或者学习得到。对于任意 $g(c, X)$，可以分解成以下形式，其中 $f, \varphi$ 满足单射性：

$$g(c, X) = \varphi\Big((1+\varepsilon)f(c) + \sum_{x \in X} f(x)\Big) \tag{4-41}$$

即学习到单射函数 $f$ 和 $\varphi$ 即可满足单射性要求。因为多层感知器(MLP)可以拟合任意函数，因此引入 MLP 来学习函数 $f$ 和 $\varphi$，即得到 GIN 最终基于 SUM+MLP 的聚合函数，式(4-42)所示：

$$h_v^{(k)} = \text{MLP}^{(k)}\Big((1+\varepsilon^{(k)})h_v^{(k-1)} + \sum_{u \in N(v)} h_u^{(k-1)}\Big) \tag{4-42}$$

即学习到单射函数 $f$ 和 $\varphi$ 即可满足单射性要求。因为多层感知器(MLP)可以拟合任意函数，引入 MLP 来学习函数 $f$ 和 $\varphi$，即得到 GIN 最终基于 SUM+MLP 的聚合函数，如式(4-43)所示：

$$h_v^{(k)} = \text{MLP}^{(k)}\Big((1+\varepsilon^{(k)})h_v^{(k-1)} + \sum_{u \in N(v)} h_u^{(k-1)}\Big) \tag{4-43}$$

式(4-37)为 GIN 中聚合节点特征函数。在图神经网络中,READOUT 函数的作用是将图中节点的特征表示映射成整张图的特征表示,学习到节点的嵌入表示可用于节点分类,用于图分类任务。对于 GIN,使用 CONCAT 和 SUM 模块作为 READOUT 函数计算每次迭代得到的所有节点特征,从而得到整个图的特征表示,如式(4-44)所示:

$$h_G = \text{CONCAT}(\text{SUM}(h_v^{(k)} \mid v \in G)), k = 0, 1, \cdots, K \qquad (4-44)$$

### 5. 模型集成策略

数据增广策略是将每个受试者的脑电数据扩充为原来的 $n$ 倍,再通过模型集成策略来获得比单一学习更显著的分类性能,即在数据增广策略下先产生一组 $n$ 个个体的学习结果,得到 $n$ 个个体的预测标签,再利用多数投票算法综合个体的结果,得到总体预测结果。

在二分类中,多数投票算法可以用 hash 或者 map 去统计每个元素(预测标签)的出现次数,找出出现次数最多的元素,即实现了二分类中的多数投票算法。

## 4.4.4 实验结果与分析

### 1. 实验平台及环境

本次实验在 PC 上运行,实验环境为 Ubuntu16.04(64 位),Intel(R)Core (TM)i9-7960X CPU,128GB RAM,NVIDIA GTX 1080Ti GPU,模型基于 Pytorch 深度学习框架,版本为 1.5.0。

### 2. 数据集介绍

实验数据来自兰州大学 UAIS 实验室提供的 MODMA 数据集,该数据集记录了 53 名受试者在静息状态下 128 电极的脑电信号。53 名受试者包含 24 名抑郁障碍患者(13 名男性患者和 11 名女性患者,年龄在 16 岁至 56 岁之间)和 29 名正常对照组(20 名男性和 9 名女性,年龄在 18 岁至 55 岁之间)。所有的受试者都在实验开始前签署了知情同意书,其中抑郁障碍患者都经过了基于 DSM-IV 的诊断,并且抑郁自我评估量表得分都大于或者等于 5 分,且排除具有抑郁障碍之外的其他精神类疾病,无脑器官损害、严重的身体疾病和严重的自杀趋势等情况。对于正常对照组,排除有个人或家族史的精神障碍的情况,且在过去一年里无滥用或依赖酒精和精神药物,排除怀孕和哺乳期的妇女或服用避孕药的情况。

脑电信号的采集设备为 128-channel HydroCel Geodesic Sensor Net(Electrical

Geodesics Inc. ，Oregon Eugene，USA），数据记录软件为 Net Station acquisition soft ware，其中数据采样频率为 250 Hz，电极阻抗在 50 kΩ 以下。

### 3. 数据采集过程及数据预处理

采集过程记录了受试者 5 分钟闭眼状态下的静息脑电信号，受试者在采集过程中保持清醒，没有任何身体运动，同时避免不必要的眼睛运动，包括扫视和眨眼。

采集到的原始数据利用 MATLAB 软件中 EEGLAB toolbox 处理；用 Trim Outlier 插件去除脑电信号中的肌电和眼电等噪声；采用 REST 方法对脑电信号进行重参考；用 ASR 插件去除脑电信号中包含高频噪声成分的数据点。

### 4. 不同算法对比下的实验结果

本节以基于数据增广策略和模型集成策略的图神经网络算法对抑郁障碍进行分类，同时将谱聚类（SC）算法、K 均值聚类（K - means）算法、SVM 算法、KNN 算法、U2GNN 算法、GIN 算法、HGP - SL 算法的结果与本节模型预测结果进行对比，结果见表 4 - 13 所列。通过表 4 - 13 可以看出，使用传统的聚类算法和分类算法对脑电信号进行分类，准确率偏低，说明传统的分类器难以聚合脑电信号的特征，分类效果差，需要依赖手动提取脑电信号特征才能取得较高的准确率。从结果上看，利用神经网络对脑电信号进行分类的准确率要普遍高于传统的分类算法，说明神经网络能有效提取 EEG 信号的深度特征用于区分正常人与抑郁障碍患者。

表 4 - 13　不同算法下的准确率

| 算法 | | 准确率/% |
| --- | --- | --- |
| 对比算法 | SC 算法 | 58.49 |
| | K - means 算法 | 56.60 |
| | SVM 算法 | 64.15 |
| | KNN 算法 | 60.37 |
| | U2GNN 算法 | 69.81 |
| | HGP - SL 算法 | 71.69 |
| | GIN 算法 | 67.92 |
| 本节算法 | Ensembled GIN 算法 | 77.35 |

基于数据增广策略和模型集成策略的图神经网络模型相比其他图神经网络模

型,取得了更高的准确率,说明数据增广策略和模型集成策略对小样本数据集的分类起到了改善作用。在学习脑电信号深度特征的基础上,通过数据增广策略可以提高神经网络模型的分类能力,充分利用了脑电信号,获得了更高的分类准确率,在数据量较少的情况下,对于分类模型的构建非常有意义。

**5. 在不同网络下基于数据增广策略和模型集成策略的实验结果**

从前文可以看出,数据增广策略和模型集成策略对图同构网络的分类能力有一定的改善。为验证数据增广策略和模型集成策略也可改善其他图神经网络的分类能力,本节对使用这两个策略的 U2GNNH 算法和 GP - SL 算法与未使用这两个策略的 U2GNN 算法和 HGP - SL 算法做了分类结果对比,实验结果见表 4 - 14 所列。由实验结果可知,数据增广策略和模型集成策略提升了 U2GNN 算法和 HGP - SL 算法的分类能力,说明这两个策略在小样本数据集上能够提高网络的分类能力。但对比表 4 - 13 和表 4 - 14 可以看出,数据增广策略和模型集成策略对于 U2GNN 算法和 HGP - SL 算法分类能力的提升略差于 GIN 算法。出现这个结果的原因可能是对于原始数据构造出的脑网络,U2GNN 算法和 HGP - SL 算法的分类效果优于 GIN 算法,但是经过数据增广之后构造出的脑网络,受数据和参数的影响,U2GNN 算法和 HGP - SL 算法对于其的分类能力要略差于 GIN 算法,最终经模型集成策略后,U2GNN 算法和 HGP - SL 算法分类能力的提升略低于 GIN 算法。

表 4 - 14 是否使用数据增广策略和模型集成策略的分类效果对比

| 算法 | 未使用数据增广策略和模型<br>集成策略时的准确率/% | 使用数据增广策略和模型<br>集成策略时的准确率/% |
| --- | --- | --- |
| U2GNN 算法 | 69.81 | 73.58 |
| HGP - SL 算法 | 71.69 | 75.47 |

**6. 不同训练次数下的实验结果**

当一份完整的数据集通过神经网络并且反向传播一次,这个过程称为一个训练轮数。所有的训练样本在神经网络中都进行了一次正向与反向传播,即一个训练轮数就是将所有训练样本训练一次的过程。为了更好地学习样本,增强神经网络的普适性,在神经网络中将完整的数据集传递一次是不够的,需要将完整的数据集在同样的神经网络中传递多次。但是随着训练次数的增加,神经网络的更新次数也在增加,就会容易造成过拟合的情况。过拟合现象是指模型对训练数据的准确率提高,但是泛化能力减弱,导致测试的准确率降低。

由图 4-12 可知,在前 20 个训练轮数,模型的预测准确率随着训练轮数的增加有明显的提高,后期趋向于平稳。为保证较高的预测准确率,我们选用训练轮数为 25 时进行训练,得到了较好的模型性能。

网络参数设置如下:learning rate 为 0.0015,dropout 为 0.6,MLP 层数为 2,由于数据集较小,因此采用 10 倍交叉验证。

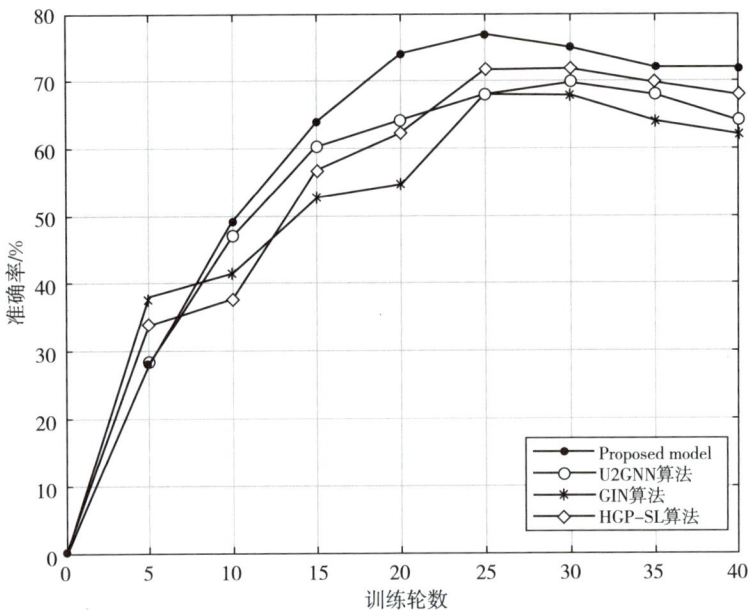

图 4-12 基于数据增广策略的图神经网络模型在不同训练次数下的预测准确率

### 7. 数据增广策略在不同扩充倍数下的结果

我们对 MODMA 数据集进行扩充用于数据增广,在对脑电信号分别进行了 3 倍、5 倍、7 倍、9 倍、11 倍、13 倍数据扩充后所得实验结果如图 4-13 所示。

由图 4-13 可知,脑电信号在一定范围内的数据增广可以提高分类的准确率,因为脑电信号数据集的长度是一定的,合理地选择数据扩充倍数,才能充分利用脑电信号中的特征。扩充倍数过小,起不到数据增广的作用;扩充倍数过大,则数据增广后的脑电信号学习特征少,难以起到数据增广的作用。实验结果表明,对 MODMA 数据集采用 9 倍或者 11 倍扩充可以起较好的数据增广作用。

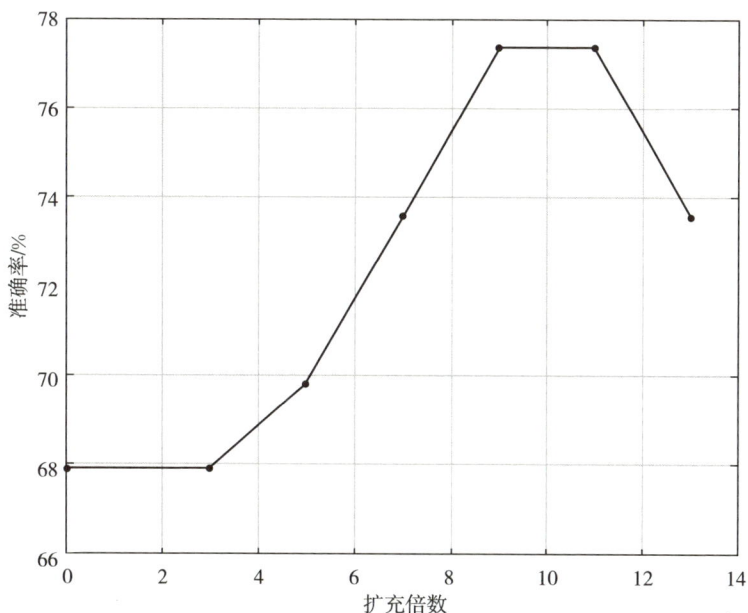

图 4 - 13　在不同扩充倍数下的分类结果

#### 8. 不同数据增广策略提升能力对比

Yang 等人提出一种基于 128 通道静息状态下脑电信号切分投票的抑郁障碍识别方法（RseVsm）。该方法先处理脑电信号得到 alpha、beta、theta 波段，并将数据集划分为三个子集进行分类投票研究。表 4 - 15 为不同增广策略下分类能力提升效果对比，由表可知，本节所提出的数据增广策略和模型集成策略对于分类能力的提升效果更优。

表 4 - 15　不同增广策略下分类能力提升效果对比

| 增强策略 | 分类能力提升（准确率）/％ |
| --- | --- |
| RseVsm | 7.48 |
| 本节提出的策略 | 9.43 |

### 4.4.5　小结

随着计算机技术的发展，利用生理数据辅助诊断抑郁障碍是生理计算研究的热点之一，从生理数据中学习深度特征用于疾病的辅助诊断排除了人为主观因素，能客观反映出人的变化。针对抑郁障碍患者脑电信号采集样本少的问题,本节提出了一个基于数据增广策略和模型集成策略的图神经网络模型,本模型先将脑电信号进行数据增广,然后用图神经网络进行训练,最后利用模型集成策略集成预测结果。实验证明,在脑电信号样本数量较少的情况下,本模型可以有效地提高脑电信号的利用率和模型的分类准确率。在目前的工作中,考虑到抑郁障碍患者公开的脑电信号数据集少,我们只对兰州大学 UAIS 实验室提供的 MODMA 数据集中53 名受试者在静息状态下 128 电极的脑电信号做了实验。后期的工作重点是借助不同状态下采集到的受试者脑电信号进行如脑电分频、模态融合等不同方式的预处理,结合数据增广策略和模型集成策略进行抑郁障碍分类研究。

# 4.5 基于图神经网络的多模态融合抑郁障碍识别方法

前文分别对脑拓扑结构和多类型域适应范式下的单模态抑郁障碍识别任务建模,并提出了 BrainTop 和 GNN－DA 两种模型。这些模型专注于单模态数据,忽略了多模态信息在抑郁障碍识别任务上的潜在益处。因此,本节将探讨多模态抑郁障碍识别方法,旨在结合不同模态的信息为抑郁障碍的识别提供更全面、更深入的方法。当前一些基于图神经网络的多模态融合抑郁障碍识别方法结合了不同模态信息,如音频、文本、图像或脑电信号等,取得了良好的性能。然而,早期的多模态工作忽略了多个模态的同质性和异质性,降低了多模态特征的表征性。同质性表示不同模态之间可能存在相似的特征、信息或结构,这使得它们在某些方面相互重叠或具有相似的性质。与此不同,异质性则强调不同模态之间可能存在的差异性、互补性和多样性。另外,类内紧凑性和类间可分性也是一个亟待解决的问题。

本节提出了一种基于图神经网络的多模态融合抑郁障碍识别方法(Graph Neural Network－based Multi－Modal Fusion Method for Depression Recognition, GNN－$M^2F$)。GNN－$M^2F$ 引入了模态共享和模态特定的模块,旨在提取模态共享特征和模态特有特征,从而更好地挖掘多模态数据中的同质性和异质性。GNN－$M^2F$ 进一步利用重构网络来重构原始数据,从而保证模态信息的完整性。此外,利用注意力机制学习多模态表征并将其用于后续的分类任务。值得注意的是,所有模块都是利用图神经网络构建的,这有助于增强同一类别样本的关联性,削弱不同类别样本的连接强度,从而促进类内紧凑性和类间可分性,并提高多模态嵌入的表征能力。

## 4.5.1　引言

近年来,研究人员借助心理学、生理学数据,并结合机器学习技术,致力于探索人类心理状态与生理数据之间的复杂关系,从而提出了数据驱动下的抑郁障碍诊断方法并取得了显著的进展。事实上,音频、视频、文本以及脑电信号都携带丰富、有效的特征信息,这些信息有助于捕捉与抑郁障碍相关的特定行为变化,从而进一步判断受试者是否患有抑郁障碍。具体来说,音频和视频数据能够捕捉抑郁障碍患者的生理特征,例如语速减慢、语调低沉、眼神回避等。同时,抑郁障碍患者的脑电信号持续处于强连接状态,与健康被试者的大脑活动模式有所区别。相比之下,正常人通常表现出语调轻松、面部表情平静以及松弛的脑电信号连接状态。

基于上述观点,近年来研究人员提出了多种抑郁障碍识别方法。例如,Yang等人探索了受试者声音特征的变化。Depaudionet 通过对声音特征进行编码,并将其输入卷积神经网络,以学习更紧凑的音频特征。在此基础上,有研究人员提出进一步捕捉句法结构和语义内容,从而提高抑郁障碍特征的表征性。有部分基于视频的抑郁障碍检测模型采用递归神经网络来捕捉面部表情的时空信息,以预测抑郁障碍的严重程度。此外,Trotzek 等人探索了一种基于文本的早期抑郁障碍检测模型,该模型使用卷积神经网络对句子特征进行建模。近年来,脑电信号也被引入抑郁障碍检测中,例如,Sharma 等人采用三通道正交滤波器组对脑电信号进行分解,而 Lam 等人则提出了一种自监督的编码-解码网络用于提取抑郁障碍受试者的特征。

尽管这些基于单模态的抑郁障碍识别方法取得了优异的性能,但是抑郁障碍是一种复杂的心理疾病,单一模态数据远不足以揭示其多样性和复杂性。因此,研究人员的目光逐渐转向了基于多模态融合的抑郁障碍识别方法。目前,多模态抑郁障碍识别方法大多对多个模态的特征进行拼接操作[见图 4-14(a)],或将多个模态的数据投影到共享的语义空间[见图 4-14(b)]。然而,多个模态之间往往存在着同质性和异质性[见图 4-14(c)],因此,运用多个模态数据时需要处理好不同模态之间同质性和异质性的问题,以确保模型能够充分挖掘和整合不同模态间的信息。

（a）基于特征级联的多模态融合方法

（b）基于特征级投影多模态融合方法

（c）本节提出的方法

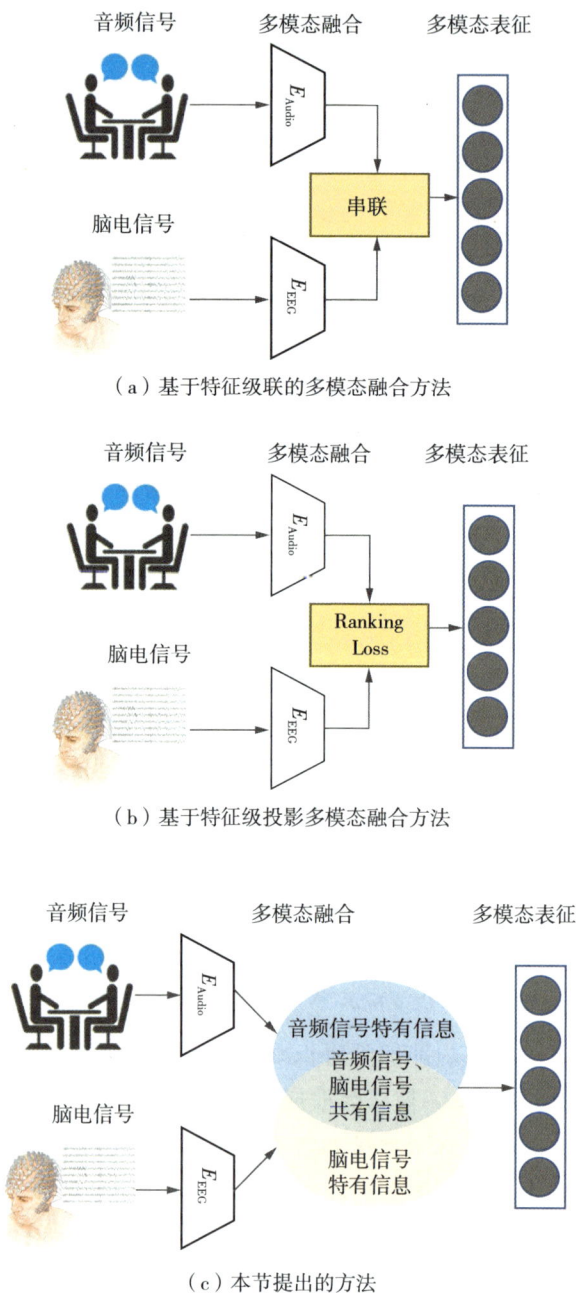

图4-14  主流多模态抑郁障碍识别方法

此外,在实际的临床实践中,医生通常需要根据综合得分和临床阈值对患者进行抑郁障碍的诊断。然而,当前的研究方法通常将个体分为抑郁或非抑郁这两个大类别,未充分考虑抑郁障碍数据集的类内可分性和类间紧凑性。具体而言,在特征空间中,阈值附近的抑郁样本以及健康受试者可能会形成相对密集的聚类,导致类间紧凑性。而类内可分性意味着同一类别的样本在特征空间中的分布具有高度离散性,例如,一些患者可能表现出轻度的抑郁症状,而另一些患者可能处于重度抑郁状态。因此,挖掘类内可分性和类间紧凑性对于提高模型的性能至关重要。

## 4.5.2　相关工作

### 1. 多模态的同质性和异质性

在多模态数据分析中,同质性和异质性涉及不同感知模态之间的数据性质和关系。具体来说,同质性指的是不同模态的数据在某种程度上具有相似的性质、特征或表示,而异质性指的是不同模态的数据存在一些特有的性质、特征或表示。因此,同质性和异质性也可以理解为不同模态之间的相似性和不相似性。

为了更全面地理解多模态数据,现阶段研究人员提出了大量的方法用以挖掘不同模态之间的同质性和异质性。例如,Song 等人提出了多模态相似性高斯过程潜变量模型,该模型提出了模态内同质性和潜在表示之间的映射函数,并进一步对潜在空间施加跨模态同质性/异质性约束作为平滑。为了提高多模态遥感图像的匹配性能,Xiong 等人提出一种基于同质/异质性特征的新型多模态遥感图像匹配方法,该方法利用偏移均值滤波快速计算同质特征并引入异质性检测器进行特征点检测。为了充分挖掘不同模态的同质性和异质性信息,Haidacher 等人提出了一个基于不同模态等值面相似性的信息论测量框架,该框架对各个模态等值面之间的同质性和异质性进行建模。此外,Sun 等人提出了一种具有双向关系推理的新型深度归一化多模态哈希框架,该框架通过考虑同质性和异质性来表征实例之间的关系。AM-GCN 提出一种用于半监督分类的自适应多通道图卷积网络,该网络同时从节点特征、拓扑结构及其组合中挖掘不同模态的同质性和异质性信息。

综上所述,同质性和异质性的建模是多模态数据分析领域研究的热点,它有助于更好地学习多模态嵌入。然而,这一关键概念尚未应用到多模态的抑郁障碍识别任务中,因此,本节从同质性和异质性的角度出发,探索其在抑郁障碍识别领域的应用潜力。

### 2. 多模态融合方法简介

多模态融合是一种涉及多种感知模态(如图像、文本、音频、视频等)的数据融合技术,它的目标是将来自不同模态的信息整合到统一的表示中,以提高数据分析和决策的效果。多模态融合在各种领域都具有广泛的应用,包括计算机视觉、自然语言处理、语音识别、医学图像分析、智能系统和机器学习等。多模态融合可以分为早期融合、中期融合和晚期融合。

早期融合和晚期融合通常又分别被称为特征级融合和决策级融合。早期融合涉及将多个模态的特征连接或合并在一起,然后将整合后的特征传递给一个统一的预测网络进行进一步处理。例如,Zhu 等人设计了一个用于场景识别的多模态融合框架,该框架考虑了所有样本的模态间和模内相关性,同时将学习到的特征规范化,使其具有区分性和紧凑性。晚期融合则是在每个模态上独立训练预测网络,然后将它们的预测结果进行融合以得出最终的决策。Audebert 等人引入了多核卷积层来执行异构传感器的多模态融合框架,该框架先利用多内核卷积层来快速聚合多个尺度的预测,接着使用残差校正对异构传感器进行预测融合。中期融合则是将多模态信息合并到模型的中间层或特定层,这意味着每个模态的数据先经过单独的特征提取或处理,后在中间层或某个中间节点上进行融合。例如,Hu 等人提出通过在不同模态的网络上堆叠多个共享层来获取不同模态的表示,并进一步生成多模态表征。

GNN – M$^2$F 属于中期融合的范畴,这种策略允许每个模态的特征学习过程独立进行,因此可以更好地对不同模态之间的异质性进行建模,从而提高了多模态嵌入的表征性。

## 4.5.3  本节方法

### 1. 模型框架

GNN – M$^2$F 的总体框架如图 4 – 15 所示。具体来说,GNN – M$^2$F 先利用 LSTM 网络作为模型主干来提取任务相关的特征并降低特征维度。在此基础上,模态共享网络提取模态共享信息,而模态特定网络编码每个模态内的特有信息。其次,GNN – M$^2$F 通过结合模态共享和模态特有表征来重构输入,以保持语义信息的完整性。最后,GNN – M$^2$F 对模态共享和模态特定嵌入施加注意机制,从而获取紧凑的多模态表征,并将其进一步输入分类网络用于抑郁障碍识别任务。

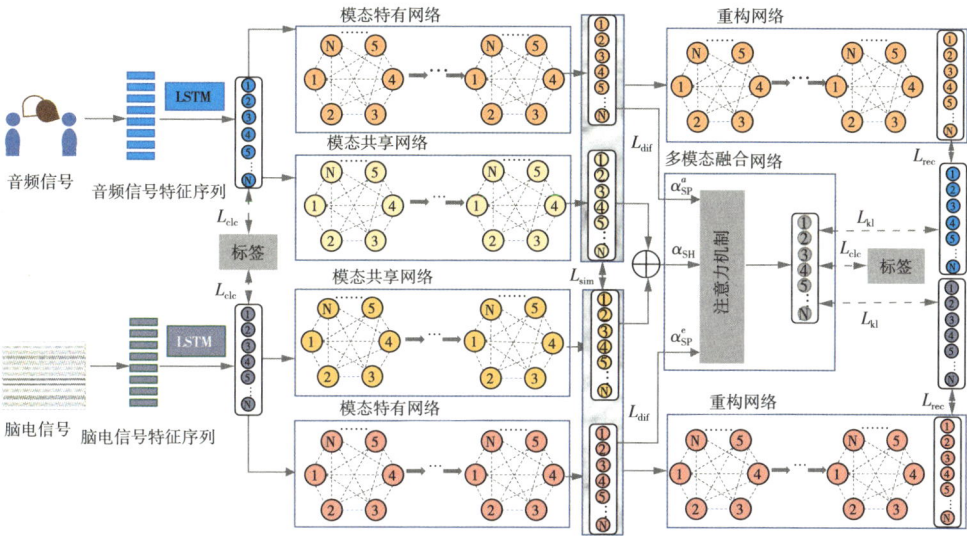

图 4-15　GNN-M²F 的总体框架

## 2. 任务定义符号表示

GNN-M²F 旨在学习抑郁障碍的多模态表征。以 MODMA 数据集为例，该数据集有 $N$ 个多模态实例 $O=\{o_i\}$，$i=1,2,\cdots,N$，每个实例均包含音频信号特征 $\boldsymbol{X}^a \in \mathbf{R}^{N \times T_a \times K_a}$、脑电信号 $\boldsymbol{X}^e \in \mathbf{R}^{N \times E \times K_e}$ 以及对应的标签 $\boldsymbol{Y} \in \mathbf{R}^{N \times C}$，其中 $T_a$ 和 $E$ 分别表示音频信号序列的时间维度以及脑电电极数量，$K_a$ 和 $K_e$ 表示音频信号和脑电信号的特征维度，$C$ 代表类别总数。

### 1）特征提取

GNN-M²F 先采用 LSTM 网络对音频信号和脑电信号进行预处理，脑电信号和音频信号都是时间序列数据，它们随着时间推移记录了大脑的电活动和声音源的波形。这些时间序列数据包含了丰富的信息，如大脑的状态、情感、语音特征等。LSTM 的记忆能力可以处理数据中的时序依赖性，而不会受到长距离依赖关系消失问题的困扰，这使得它能够更好地捕捉脑电信号和音频信号中的复杂模式和规律，有助于更准确地分析这些数据。另外，原始序列的维度非常庞大，其中包含了相当数量的冗余信息和各种类型的噪声，因此，需要进行适当的数据预处理，以有效地挖掘有用的信息并减小噪声的影响，从而提高后续分析任务的准确性和效率。为此，LSTM 被用于提取抑郁障碍相关特征并降低特征维度，具体定义如下：

$$\boldsymbol{X}'^m = \mathrm{LSTM}(\boldsymbol{X}^m), m=\{\mathrm{a,e}\} \tag{4-45}$$

其中，$m=\{a,e\}$ 表示 LSTM 的输入是音频模态或脑电模态。经过 LSTM 网络提取后的特征矩阵分别表示为 $\boldsymbol{X}'^{a}\in\mathbf{R}^{N\times T_a\times K'_a}$ 和 $\boldsymbol{X}'^{e}\in\mathbf{R}^{N\times T_e\times K'_e}$，其中 $K'_a$ 和 $K'_e$ 分别代表音频信号和脑电信号的特征维度。随后，特征矩阵 $\boldsymbol{X}'^{a}$ 和 $\boldsymbol{X}'^{e}$ 将分别被重构为 $\boldsymbol{Z}^{a}\in\mathbf{R}^{N\times(T_a\times K'_a)}$ 和 $\boldsymbol{Z}^{e}\in\mathbf{R}^{N\times(T_e\times K'_e)}$，以供后续任务使用。

### 2）邻接矩阵构建和特征聚合

在图神经网络中，邻接矩阵 $\boldsymbol{A}$ 通常用于描述节点之间的连接关系，是 GNN 模型的关键输入之一。通常情况下，这种邻接矩阵是基于先验知识或特定任务的规则定义的，以构建节点之间的关系图，然而，在某些任务中可能会面临没有明确的预定义邻接矩阵的情况。为了使图神经网络能够有效地学习节点之间的关系，GNN - M²F 采用了一种基于数据的启发式方法，这一方法的核心思想是利用节点嵌入之间的相对差异来初始化边的权重。通过这种方式，我们引入了一种数据驱动型拓扑结构学习机制，从而使 GNN 能够更好地理解和表征图数据，其详细定义如下：

$$\boldsymbol{A}_{ij}^{l}=\mathrm{MLP}(\mid z_i^{(l-1)}-z_j^{(l-1)}\mid),\forall i,j\in\{1,\cdots,N\},l\in\{1,\cdots,L\} \quad (4-46)$$

其中，$\boldsymbol{A}_{ij}^{l}$ 表示第 $i$ 个节点和第 $j$ 个节点在第 $l$ 层 GNN 网络中的连接关系；MLP 表示多层感知器。

此外，GNN 的一个关键过程是特征聚合，即将来自邻居节点的信息聚合到目标节点中。GNN 层通过节点特征矩阵 $\boldsymbol{Z}^{(l-1)}$ 和邻接矩阵 $\boldsymbol{A}^{l}$ 来进行节点更新，该过程具体定义如下：

$$\boldsymbol{Z}^{l}=\mathrm{GC}(\boldsymbol{Z}^{(l-1)})=\rho(\boldsymbol{A}^{l}\boldsymbol{Z}^{(l-1)}\theta^{l}) \quad (4-47)$$

其中，$\theta^{l}$ 是可训练的参数；$\rho(\cdot)$ 代表非线性操作；$\mathrm{GC}(\cdot)$ 表示信息传播机制。这个过程实际上描述了信息如何从邻居节点传播到目标节点（见图 4 - 16），并以非线性的方式更新目标节点的表示。

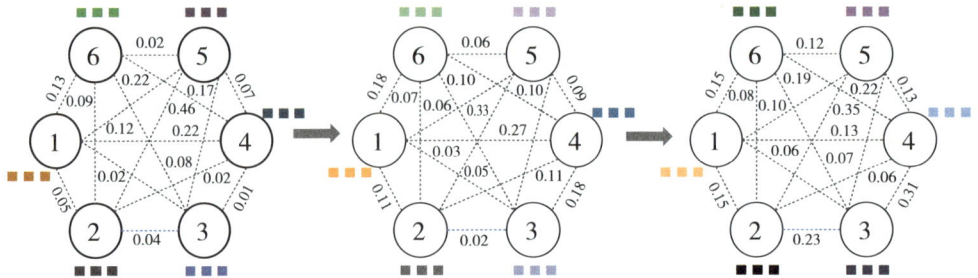

图 4 - 16 信息传播过程

### 3. 模态共享网络

模态共享网络是多模态融合的关键组成部分,它从不同类型的数据中学习得到一个共享表示,以捕捉不同模态之间的相关性和信息交互。通过这种方式,网络可以从不同数据模态中提取出共享的特征。具体而言,基于 GNN 的模态共享网络定义如下:

$$\begin{cases} \boldsymbol{Z}_{sh}^{a,L} = GC(\boldsymbol{Z}_{sh}^{a,L-1}) \\ \boldsymbol{Z}_{sh}^{e,L} = GC(\boldsymbol{Z}_{sh}^{e,L-1}) \end{cases} \qquad (4-48)$$

其中,$\boldsymbol{Z}_{sh}^{a,L} \in \mathbf{R}^{N \times S}$ 和 $\boldsymbol{Z}_{sh}^{e,L} \in \mathbf{R}^{N \times S}$ 分别表示基于音频信号和脑电信号的模态共享表征。为了简化表述,下面用符号 $\boldsymbol{Z}_{sh}^{a}$ 和 $\boldsymbol{Z}_{sh}^{e}$ 来表示 $\boldsymbol{Z}_{sh}^{a,L}$ 和 $\boldsymbol{Z}_{sh}^{e,L}$。基于这些同质性信息,模态共享嵌入 $\boldsymbol{Z}_{sh}$ 可以通过以下方式获得:

$$\boldsymbol{Z}_{sh} = \frac{(\boldsymbol{Z}_{sh}^{a} + \boldsymbol{Z}_{sh}^{e})}{2} \qquad (4-49)$$

这一过程将不同模态的同质性信息整合到一个共享的表示 $\boldsymbol{Z}_{sh}$ 中,该共享特征在抑郁障碍识别等任务中起到了关键作用,因为它捕捉了不同模态之间的同质性信息。

### 4. 模态特有网络

除了共享信息,每个模态仍然包含着自身的独特信息,这些信息不容忽视。因此,GNN-M²F 进一步引入了两个模态特有网络,它们被用于提取音频信号和脑电信号模态中的特有信息,具体定义如下:

$$\begin{cases} \boldsymbol{Z}_{sp}^{a,L} = GC(\boldsymbol{Z}_{sp}^{a,L-1}) \\ \boldsymbol{Z}_{sp}^{e,L} = GC(\boldsymbol{Z}_{sp}^{e,L-1}) \end{cases} \qquad (4-50)$$

其中,$\boldsymbol{Z}_{sp}^{a,L} \in \mathbf{R}^{N \times S}$ 和 $\boldsymbol{Z}_{sp}^{e,L} \in \mathbf{R}^{N \times S}$ 分别表示音频信号和脑电信号的模态特有表示。这一操作旨在捕获每个模态中独特的信息,以确保模型能够更全面地利用多模态数据的信息。此外,为了简化符号表示,$\boldsymbol{Z}_{sp}^{a,L}$ 和 $\boldsymbol{Z}_{sp}^{e,L}$ 分别简记为 $\boldsymbol{Z}_{sp}^{a}$ 和 $\boldsymbol{Z}_{sp}^{e}$。

### 5. 重构网络

重构网络鼓励模型通过重新生成原始输入特征提高模型的性能和表现,因此,模态共享表征和模态特定表征被输入重构网络以重构原始的特征输入,为模型提供更多自监督信号的同时,提高了模型对多模态数据的学习能力。具体来说,$\boldsymbol{Z}^{a}$ 和 $\boldsymbol{Z}^{e}$ 分别被重构为

$$\begin{cases} \hat{\boldsymbol{Z}}^{a} = GC([\boldsymbol{Z}_{sh}^{a} \parallel \boldsymbol{Z}_{sp}^{a}]) \\ \hat{\boldsymbol{Z}}^{e} = GC([\boldsymbol{Z}_{sh}^{e} \parallel \boldsymbol{Z}_{sp}^{e}]) \end{cases} \qquad (4-51)$$

其中[·∥·]表示串联操作。通过最小化这种重构误差，模型可以学习如何保证各个模态信息的完整性，同时获得更紧凑的特征表示。

### 6. 多模态融合网络

GNN-M²F进一步利用注意力机制动态地调整这些嵌入的权重，从而更好地学习紧凑的多模态表征。具体定义如下：

$$\begin{cases} \boldsymbol{\alpha}_{sh} = \tanh(\boldsymbol{W}\boldsymbol{Z}_{sh} + \boldsymbol{b}_{sh}) \\ \boldsymbol{\alpha}_{sp}^{a} = \tanh(\boldsymbol{W}^{a}\boldsymbol{Z}_{sp}^{a} + \boldsymbol{b}_{sp}^{a}) \\ \boldsymbol{\alpha}_{sp}^{e} = \tanh(\boldsymbol{W}^{e}\boldsymbol{Z}_{sp}^{e} + \boldsymbol{b}_{sp}^{e}) \end{cases} \qquad (4-52)$$

其中，$\tanh(\cdot)$表示双曲正切激活函数；$\boldsymbol{W}$、$\boldsymbol{W}^{a}$和$\boldsymbol{W}^{e}$都是权重矩阵，而$\boldsymbol{b}_{sp}$、$\boldsymbol{b}_{sp}^{a}$和$\boldsymbol{b}_{sp}^{e}$则是偏置矩阵。注意力机制的设计旨在为每个嵌入（包括模态共享嵌入和模态特有嵌入）动态分配权重，反映了它们在多模态表征中的相对重要性。该权重分配过程允许模型在执行抑郁障碍识别任务时自适应地调整注意力，以更好地捕捉和利用不同模态的信息。

基于此，最终的多模态表征可以结合权重和特征表示来获取，具体定义如下：

$$\hat{\boldsymbol{Z}} = \boldsymbol{\alpha}_{sh} \otimes \boldsymbol{Z}_{sh} + \boldsymbol{\alpha}_{sp}^{a} \otimes \boldsymbol{Z}_{sp}^{a} + \boldsymbol{\alpha}_{sp}^{e} \otimes \boldsymbol{Z}_{sp}^{e} \qquad (4-53)$$

其中，$\otimes$表示点积运算；$\hat{\boldsymbol{Z}} \in \mathbf{R}^{N \times S}$是紧凑的多模态表征。通过这种方式，模型能够实现精细的多模态信息整合，从而提高多模态嵌入的表征质量，进一步提升抑郁障碍识别任务的性能。

### 7. 损失函数

GNN-M²F的总体目标函数包含四个损失项：

$$\mathcal{L} = \mathcal{L}_{clc} + \lambda \mathcal{L}_{sim} + \gamma \mathcal{L}_{dif} + \zeta \mathcal{L}_{rec} \qquad (4-54)$$

其中，$\lambda$、$\gamma$和$\zeta$是超参数，用于平衡不同损失项的重要性。

下面将详细解释每个损失项的含义和作用。

#### 1) 分类损失

分类损失 $\mathcal{L}_{clc}$ 不仅用于度量模型的输出与实际目标之间的差异，还用于强调模型在不同网络层之间的一致性，确保它们都在学习具有相似语义的特征。

具体来说,GNN－M²F 针对 LSTM 提取的特征预测结果定义了两个损失函数项,同时根据多模态表征的标签预测结果引入了另一个损失项。另一个约束是 KL 散度,用于度量特征分布之间的差异,在这里其主要用于衡量不同分类器之间的语义一致性。通过最小化 KL 散度,模型鼓励分类器之间学习模态相似的表示,从而在不同数据模态之间建立了一种共享语义的联系。分类损失 $\mathcal{L}_{\mathrm{clc}}$ 定义如下:

$$\mathcal{L}_{\mathrm{clc}} = \mathcal{L}_{\mathrm{ce}}(\hat{Y}_{\mathrm{a}}, Y) + \mathcal{L}_{\mathrm{ce}}(\hat{Y}_{\mathrm{e}}, Y) + \mathcal{L}_{\mathrm{ce}}(\hat{Y}, Y) + D_{\mathrm{KL}}(\hat{Y} \parallel \hat{Y}_{\mathrm{a}}) + D_{\mathrm{KL}}(\hat{Y} \parallel \hat{Y}_{\mathrm{e}})$$

$$(4-55)$$

其中,$\mathcal{L}_{\mathrm{ce}}(\cdot, \cdot)$ 是交叉熵损失;$D_{\mathrm{KL}}(\cdot \parallel \cdot)$ 表示 KL 散度运算符;$\hat{Y}_{\mathrm{a}}$ 和 $\hat{Y}_{\mathrm{e}}$ 分别表示基于 LSTM 提取的音频信号和脑电信号特征的预测结果;$\hat{Y}$ 是基于多模态表征的预测概率;$Y$ 表示真实标签。

**2)相似性损失**

相似性损失 $\mathcal{L}_{\mathrm{sim}}$ 旨在增强多模态数据在共享特征空间中的语义一致性,具体定义如下:

$$\mathcal{L}_{\mathrm{sim}} = \parallel \mathbf{Z}_{\mathrm{sh}}^{\mathrm{a}} - \mathbf{Z}_{\mathrm{sh}}^{\mathrm{e}} \parallel_{\mathrm{F}}^{2}$$

$$(4-56)$$

其中,$\parallel \cdot \parallel_{\mathrm{F}}$ 表示 Frobenius 范数。具体来说,这一损失通过最小化模态共享表征 $\mathbf{Z}_{\mathrm{sh}}^{\mathrm{a}}$ 和 $\mathbf{Z}_{\mathrm{sh}}^{\mathrm{e}}$ 数据在特征空间中的差异,鼓励模型在模态共享特征表示方面取得一致性,这有助于提高模态之间的同质性,使模型能够更好地了解数据中的模态共享信息。

**3)差分损失**

为了促进模态共享嵌入和模态特有特征的解耦,GNN－M²F 引入了正交性约束,通过最小化差分损失 $\mathcal{L}_{\mathrm{dif}}$,确保模型不仅能够学习到多模态数据的共享信息,还能够有效地学习相互独立的特征表示,从而减少多模态数据融合时可能出现的冲突和信息重叠。差分损失 $\mathcal{L}_{\mathrm{dif}}$ 的定义如下:

$$\mathcal{L}_{\mathrm{dif}} = \parallel (\mathbf{Z}_{\mathrm{sh}}^{\mathrm{a}})^{\mathrm{T}} \mathbf{Z}_{\mathrm{sp}}^{\mathrm{a}} \parallel_{\mathrm{F}}^{2} + \parallel (\mathbf{Z}_{\mathrm{sh}}^{\mathrm{e}})^{\mathrm{T}} \mathbf{Z}_{\mathrm{sp}}^{\mathrm{e}} \parallel_{\mathrm{F}}^{2} \parallel$$

$$(4-57)$$

$\mathcal{L}_{\mathrm{dif}}$ 有助于在多模态数据的嵌入空间中更好地区分各个模态。通过在模态共享特征和模态特有特征上施加正交约束可以确保这些嵌入在特征空间中彼此独立,不会相互混叠,从而提高多模态数据表征的学习能力。

**4)重构损失**

重构损失 $\mathcal{L}_{\mathrm{rec}}$ 通过比较原始特征和重构特征之间的差异来度量模态内信息的

完整性,具体定义如下:

$$\mathcal{L}_{rec} = \| \boldsymbol{Z}^a - \hat{\boldsymbol{Z}}^a \|_F^2 + \| \boldsymbol{Z}^e - \hat{\boldsymbol{Z}}^e \|_F^2 \tag{4-58}$$

基于此,GNN - M$^2$F 确保每个模态信息的完整性,防止在建模过程中发生信息泄露。

### 4.5.4 实验

#### 1. 实验设置

基于深度学习的模型通常需要大量的训练样本,因此在实验中采用了一种数据增广策略。此外,鉴于数据不平衡的问题,对训练集样本进行了类平衡处理。具体而言,在 DAIC - WOZ 数据集中,每个抑郁样本被分为 5 个子样本,而每个健康被试样本则被分为 2 个子样本;在 MODMA 数据集中,每个抑郁样本被分为 13 个子样本,而每个健康被试样本则被分为 10 个子样本。这一策略有助于提高训练样本的数量和类别均衡性,从而增强模型的性能和稳定性。值得注意的是,为了保证实验的严谨性,DAIC - WOZ 数据集和 MODMA 数据集中的验证集和测试集样本分别被划分为 2 个子样本和 10 个子样本。

#### 2. 基线方法

##### 1)单模态抑郁障碍识别方法

参考文献[4]使用 SVM 来执行分类任务并利用 $l_2$-正则化对偶求解器对特征向量施加单位偏差。Depaudionnet 采用深度学习方法,结合卷积神经网络和长短时记忆网络来对相关的音频特征进行编码,这有助于学习更全面的音频特征表示。为了解决类别不平衡问题,该方法在训练阶段引入了随机抽样策略以平衡正负类别。

##### 2)多模态抑郁障碍识别方法

Gong 等人提出了一种基于主题建模的抑郁障碍识别方法,该方法对语义上下文进行感知分析,从而挖掘和捕获有用的时间线索。C - CNN 采用因果卷积网络将句子进行压缩得到样本的特征表示,并基于此对其进行心理健康预测。

#### 3. 实验分析

表 4 - 16 给出了不同方法在不同数据模态上的预测结果,反映了它们在处理多模态抑郁障碍识别任务时的性能。值得注意的是,GNN - M$^2$F 在这些实验中表

现出了良好的性能,表明了其在多模态数据融合和抑郁障碍识别任务中的优越性。其原因可归纳如下:

第一,从表 4-16 的数据可以看到,SVM 的性能表现并不理想,在音频和视频特征上,它的 F1 分数分别为 0.462 和 0.5。这是因为抑郁障碍是一种复杂的心理疾病,通常表现为情感、认知和生理方面的变化。传统的线性模型或统计学特征在处理如此多元化和多维度的相关数据时存在局限性,难以充分捕捉到抑郁障碍与生理信号之间的复杂相互关系。此外,SVM 仅使用单一的数据模态,忽略了多模态信息的潜在价值。相比之下,GNN - M$^2$F 采用深度学习模型并综合考虑多个数据模态,能够有效挖掘这些多模态数据中的潜在模式并提供更全面、更丰富的信息,从而提高抑郁障碍的识别性能。

第二,Depaudionnet 的 REC 为 1,而 PRE 仅为 0.35,这意味着该方法几乎没有漏掉任何正类,同时也将许多负类预测为正样本。这种情况表明模型倾向于将更多的样本归为负类,可能是为了最大程度地捕获正类样本。这种权衡在机器学习中是常见的,通常称为"召回率-精确率权衡"。GNN - M$^2$F 通过使用数据增广技术,在 DAIC - WOZ 数据集和 MODMA 数据集上的 F1 分数分别提高到了 0.926 和 0.923,有效地实现了类别平衡。

第三,抑郁障碍作为一种复杂的精神障碍,传统的单模态方法通常仅关注一种数据类型,如文本、图像或音频,而未能充分考虑多个模态的信息。在这一背景下,Gong 等人提出的多模态抑郁障碍识别方法以及 C - CNN 均在 DAIC - WOZ 数据集上取得了出色的性能。然而,值得注意的是,这些模型没有考虑不同模态之间的同质性和异质性,其 F1 分数均比 GNN - M$^2$F 低。这表明了在多模态抑郁障碍识别中,建模数据模态之间的同质性和异质性有助于模型更全面地理解多模态数据,获得紧凑的多模态表征,从而取得更好的性能。

表 4-16　不同方法在不同数据模态上的预测结果

| 数据集 | 方法 | 模态 | ACC | REC | PRE | F1 分数 | AUC |
|---|---|---|---|---|---|---|---|
| DAIC - WOZ | SVM | A | — | 0.857 | 0.316 | 0.462 | — |
| | Depaudionnet | A | — | **1** | 0.35 | 0.52 | |
| | SVM | V | — | 0.428 | 0.6 | 0.5 | |
| | Gong 等人 | AVT | — | — | — | 0.7 | |
| | C - CNN | AVT | — | 0.833 | 0.714 | 0.769 | |

（续表）

| 数据集 | 方法 | 模态 | ACC | REC | PRE | F1 分数 | AUC |
|--------|------|------|-----|-----|-----|---------|-----|
| DAIC - WOZ | ULCDL | AVT | 0.83 | 0.85 | 0.95 | 0.9 | — |
| | GNN - M²F | AV | 0.87 | 0.857 | 0.75 | 0.8 | 0.895 |
| | GNN - M²F | TV | 0.848 | 0.857 | 0.706 | 0.774 | 0.884 |
| | GNN - M²F | AT | 0.804 | 0.786 | 0.647 | 0.71 | 0.824 |
| | GNN - M²F | AVT | **0.891** | 0.857 | **0.8** | **0.828** | **0.926** |
| MODMA | GNN - M²F | AE | 0.865 | 0.875 | 0.824 | 0.849 | 0.923 |

注"A"表示音频,"V"表示视频,"AVT"表示采用了音频、视频和文本,"AV"表示采用了音频和视频,"TV"表示采用了文本和视频,"AT"表示采用了音频和文本,"AE"表示采用了音频和脑电信号。加粗字体表示同一指标的最佳结果。

### 4. 消融实验

#### 1）相似性约束

本部分主要讨论相似性损失对多模态抑郁障碍识别任务的影响,实验结果见表 4 - 17 所列。以 DAIC - WOZ 数据集为例,当模型采用相似性损失时,ACC 为 0.891,而移除相似性损失后,ACC 仅为 0.761,其他评估指标性能也有一定程度的下降。多模态数据通常包含来自不同感知模态的信息,如文本、图像、声音、脑电信号等,而不同模态中的信息通常是相关的,相似性损失促使模型更好地表征这些信息的同质性,从而减少冗余信息,提高多模态表征的质量。这种一致性理解使得模型能够更准确地识别抑郁障碍个体,降低错误分类的风险。

#### 2）差分约束

本部分主要讨论差分损失对模型性能的影响,实验结果见表 4 - 17 所列。具体而言,差分损失的应用旨在解耦模态共享信息和模态特有信息,从而使模型更好地利用每个模态内的特有信息。以 DAIC - WOZ 数据集为例,当移除差分损失后,模型的 ACC 仅为 0.739,当引入差分损失后,ACC 显著提高到 0.891。MODMA 数据集中也出现了类似的变化趋势。这表明差分损失有助于增强模型对不同模态之间异质性信息的利用,从而提高抑郁障碍的识别性能。具体来说,它通过解耦模态共享信息和模态特有信息,鼓励模型学习每个模态的特有信息,从而为抑郁障碍的识别提供了更全面的视角。这一结果强调了差分损失在多模态数据集上的重要性。

表 4 - 17　实验结果

| 数据集 | 模型 | 模态 | $\mathcal{L}_{sim}$ | $\mathcal{L}_{dif}$ | $\mathcal{L}_{rec}$ | ACC | REC | PRE | F1 分数 | AUC |
|---|---|---|---|---|---|---|---|---|---|---|
| DAIC - WOZ | GNN - M²F | AVT | — | √ | √ | 0.761 | 0.642 | 0.6 | 0.621 | 0.785 |
| | GNN - M²F | AVT | √ | — | √ | 0.739 | 0.643 | 0.563 | 0.6 | 0.752 |
| | GNN - M²F | AVT | √ | √ | — | 0.804 | 0.714 | 0.667 | 0.69 | 0.82 |
| | GNN - M²F - NN | AV | √ | √ | √ | 0.544 | 0.5 | 0.333 | 0.4 | 0.55 |
| | GNN - M²F | AV | √ | √ | √ | 0.87 | **0.857** | 0.75 | 0.8 | 0.895 |
| | GNN - M²F - NN | TV | √ | √ | √ | 0.587 | 0.571 | 0.381 | 0.457 | 0.621 |
| | GNN - M²F | TV | √ | √ | √ | 0.848 | **0.857** | 0.706 | 0.774 | 0.884 |
| | GNN - M²F - NN | AT | √ | √ | √ | 0.63 | 0.643 | 0.429 | 0.514 | 0.657 |
| | GNN - M²F | AT | √ | √ | √ | 0.804 | 0.786 | 0.647 | 0.71 | 0.782 |
| | GNN - M²F - NN | AVT | √ | √ | √ | 0.587 | 0.714 | 0.4 | 0.513 | 0.662 |
| | GNN - M²F | AVT | √ | √ | √ | **0.891** | **0.857** | **0.8** | **0.828** | **0.926** |
| MODMA | GNN - M²F | AE | — | √ | √ | 0.757 | 0.75 | 0.673 | 0.71 | 0.774 |
| | GNN - M²F | AE | √ | — | √ | 0.722 | 0.688 | 0.647 | 0.667 | 0.692 |
| | GNN - M²F | AE | √ | √ | — | 0.838 | 0.813 | 0.813 | 0.813 | 0.844 |
| | GNN - M²F - NN | AE | √ | √ | √ | 0.649 | 0.688 | 0.55 | 0.611 | 0.694 |
| | GNN - M²F | AE | √ | √ | √ | **0.865** | **0.875** | **0.824** | **0.849** | **0.923** |

注:"√"表示包含该模块,"—"表示该模块被移除。"A"表示音频,"V"表示视频,"T"表示文本,"E"表示脑电信号,"AV"表示采用了音频和视频,"TV"表示采用了文本和视频,"AT"表示采用了音频和文本,"AE"表示采用了音频和脑电信号,"AVT"表示采用了音频、视频和文本,"NN"代表对应的模型是神经网络。加粗字体表示同一指标的最佳结果。

### 3)重构模块

从表 4 - 17 可以看到,在 DAIC - WOZ 数据集上,当模型移除重构模块后,ACC 仅为 0.804,而在引入重构模块后,ACC 显著提高至 0.891。类似地,在 MODMA 数据集上,当模型移除重构模块后,ACC 为 0.838,而引入重构模块后,ACC 提高至 0.865。具体来说,重构模块利用提取的模态共享信息和模态特有信息中的关键特征重新构建原始特征输入,防止信息泄露,确保了信息的完整性。这些结果表明,重构模块有助于模型更好地利用不同模态之间的特征信息,对于提高抑郁障碍识别性能具有重要作用。

### 4)模态融合

在不同的模态组合下,相对于基于双模态融合策略的模型,采用基于三模态融合策略(音频、视频、文本)的模型表现出了更高的性能。以 DAIC - WOZ 数据集为例,使用音频和文本的双模态融合策略的模型在各项性能指标中稍显逊色。这表明在这一任务中,结合更多的模态(如音频、视频和文本)有助于提高模型的分类准确性和鲁棒性,尤其是在心理分析任务中。同时也凸显了多模态融合的潜在优势,即不同模态之间的互补性信息有助于模型更好地捕捉抑郁患者的心理状态,从而提供更准确的诊断和评估。

5)图神经网络

为了验证图神经网络的有效性,本部分设计了一个基于神经网络的多模态融合抑郁障碍识别方法 GNN - M²F - NN,即将模型中的图神经网络改为神经网络。在 DAIC - WOZ 数据集上,GNN - M²F - NN 在三模态(AVT)任务上的 ACC 为 0.587,而 GNN - M²F 则显著提高,这表明在这种多模态情境下,GNN - M²F 具有更好的性能。类似的性能差异也在其他模态组合中可观察到,这是因为分类损失提取了类判别性特征,提高了同类样本之间的特征相似度。此外,为了更直观地展示数据点的分布情况,本部分还采用了 t - SNE 技术来可视化 GNN - M²F 和 GNN - M²F - NN 中的节点嵌入。如图 4 - 17 所示,GNN - M²F 呈现出类内紧凑性,同时在类间呈现更加分散的趋势。相比之下,GNN - M²F - NN 的特征在类内更为分散,且分类边界模糊,这提高了分类任务的难度。随着相似性的增加,样本之间的边缘连接强度也随之增强,这有助于更清晰地界定不同类别之间的界限。因此,基于这些学习得到的边缘权重,信息传递机制促使相同类别的节点之间建立更强的连接关系,信息交互变得更为密集,从而增强了类内数据点的紧凑性。与此同时,不同类别的节点在特征空间中逐渐分离,进一步提高了类间数据点的可分性。

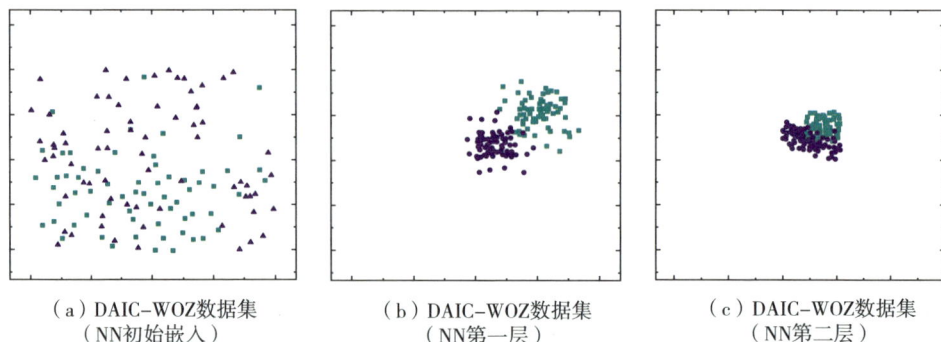

(a)DAIC-WOZ数据集
(NN初始嵌入)

(b)DAIC-WOZ数据集
(NN第一层)

(c)DAIC-WOZ数据集
(NN第二层)

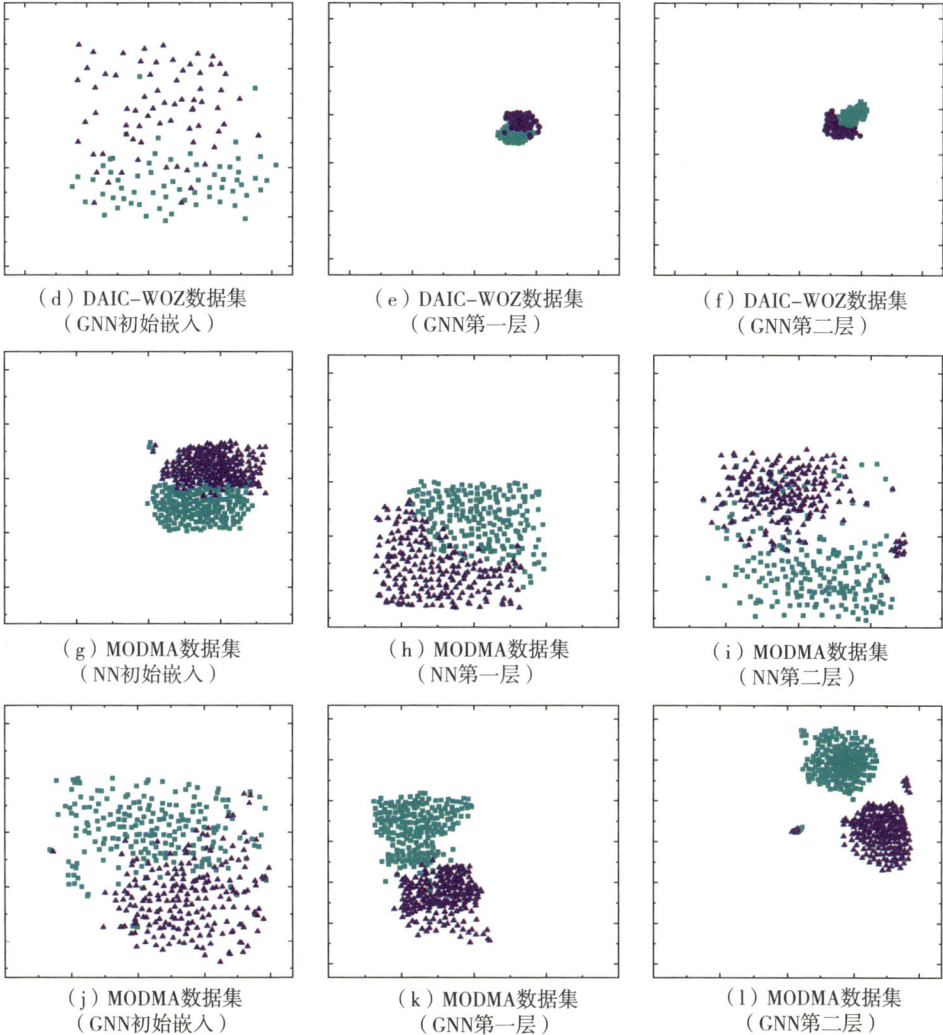

（d）DAIC-WOZ数据集
（GNN初始嵌入）

（e）DAIC-WOZ数据集
（GNN第一层）

（f）DAIC-WOZ数据集
（GNN第二层）

（g）MODMA数据集
（NN初始嵌入）

（h）MODMA数据集
（NN第一层）

（i）MODMA数据集
（NN第二层）

（j）MODMA数据集
（GNN初始嵌入）

（k）MODMA数据集
（GNN第一层）

（l）MODMA数据集
（GNN第二层）

图 4-17　神经网络和图神经网络节点可视化

## 5. 超参数分析

本部分讨论了式（4-54）中的三个超参数，即 $\lambda$、$\gamma$ 和 $\zeta$，图 4-18 直观展示了这些超参数对模型性能的影响。从图 4-18 可以明显看出，随着这些超参数值的增加，分类性能呈现先上升后迅速下降的趋势。这表明，较大的超参数值会削弱分类任务的性能，而较小的值则会忽略相似性损失项的贡献。因此，提前调整这些参数，模型可以更好地平衡不同模块的权重，以达到优化预测任务性能的目的。

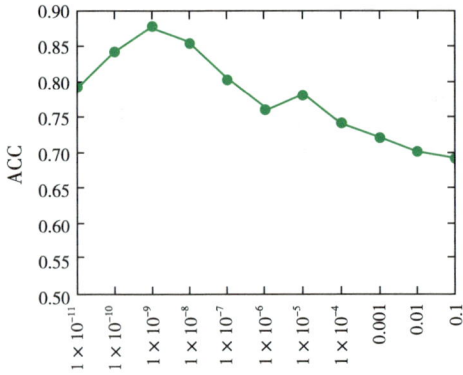

（a）DAIC-WOZ数据集中λ对模型性能的影响

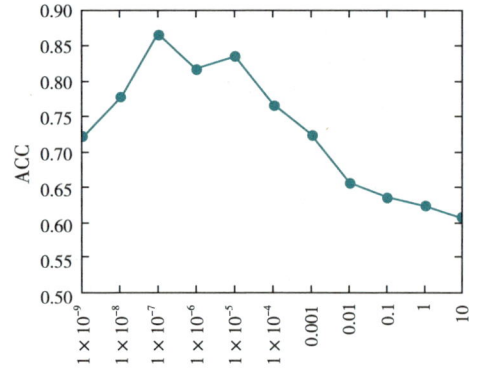

（b）MODMA数据集中λ对模型性能的影响

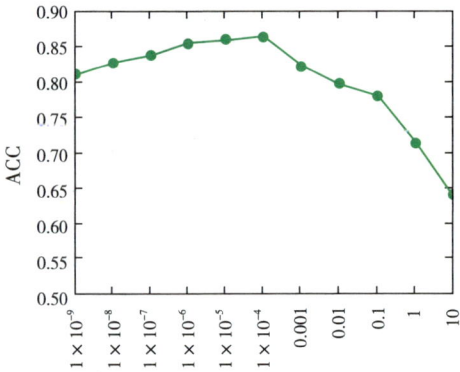

（c）DAIC-WOZ数据集中γ对模型性能的影响

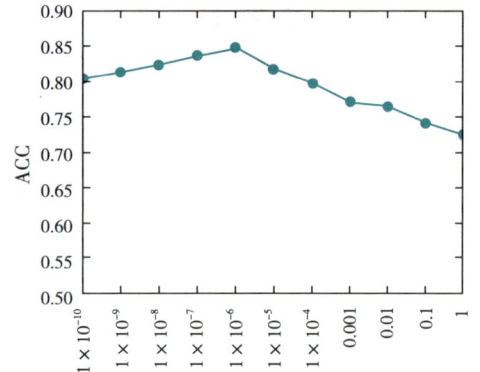

（d）MODMA数据集中γ对模型性能的影响

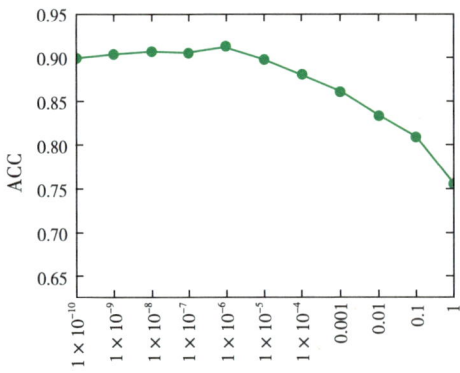

（e）DAIC-WOZ数据集中ζ对模型性能的影响

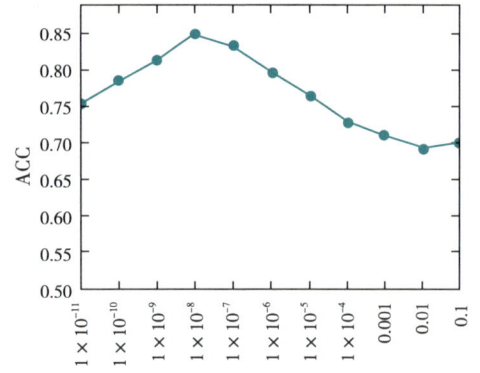

（f）MODMA数据集中ζ对模型性能的影响

图4-18 超参数分析

## 4.5.5　小结

本节提出了一种基于图神经网络的多模态融合抑郁障碍识别方法 GNN - M²F。具体来说,GNN - M²F 探索了多个模态之间的同质性和异质性,从而解耦模态共享和模态特有信息。GNN - M²F 采用重构模块来确保语义完整性。此外,利用注意力机制学习不同表征的权重,从而获得有效且紧凑的多模态特征表示。在 DAIC - WOZ 数据集和 MODMA 数据集上,GNN - M²F 均取得了良好的性能。

# 第5章 面向抑郁障碍早期识别的数据采集系统及多模态数据

## 5.1 面向抑郁障碍早期识别的数据采集系统

面向抑郁障碍早期识别的数据采集系统旨在针对抑郁障碍阈下人群进行初步筛查。抑郁障碍阈下检测的重要性在于及早发现和干预可能患有抑郁障碍的个体,减轻病情,降低自杀风险,提高生活质量。该系统为受试者提供了便捷的自评工具、全面的数据和自动生成的研究报告,对抑郁障碍阈下人群的心理健康具有重要意义。该系统提供知情同意书、多种量表以及信息记录表格,以确保受试者充分了解研究目的。一旦受试者提交了填写的量表,系统将自动计算其分数,并保存受试者的签名和数据至数据库中。同时,研究人员可以方便地记录受试者的状态和数据采集进展,这些关键信息也将安全地存储在服务器数据库中。最重要的是,该系统研究人员提供了一个直观的界面,让他们可以轻松管理每名受试者的相关信息,并随时导出以 Word 文档格式呈现的抑郁障碍分层 CRF 报告,为研究提供了高度便捷和高效的工具支持。这一系统的设计旨在使研究过程更加流畅和可控,为抑郁障碍阈下人群的筛查和研究提供了重要的帮助。

软件开发环境:操作系统为 Ubuntu 18.04,编程语言为 Python、HTML、CSS、JavaScript,框架为 Flask、Vue,编写工具为 Visual Studio Code,部署工具为 Docker,数据库为 MySQL。

软件运行环境:操作系统为 Ubuntu 18.04,运行内存为 2G 及以上。

## 5.2 软件设计

### 5.2.1 软件的功能需求

软件的设计旨在提供一个全面的工具,以支持抑郁障碍阈下人群的初步筛查、数据收集、研究和管理,从而促进早期干预,改善患者预后,为抑郁障碍的治疗和研

究提供有力的支持。其基本功能应满足如下要求:

(1)用户身份管理:系统将支持多个用户角色,包括受试者、研究人员和管理员。用户需要注册和登录系统,各用户角色将具有不同级别的访问权限,以确保数据的安全性和隐私。

(2)量表管理:系统将提供多种抑郁相关的评估量表,供受试者选择填写。受试者填写的量表内容将自动存储在数据库中。系统将具备自动计算受试者填写的量表分数的功能。

(3)症状记录:受试者可以详细描述其抑郁症状,包括情感、行为和身体症状。系统将记录症状描述以及症状出现的时间,以支持趋势分析。

(4)数据采集日志:系统可以记录实验室中数据采集的进程,并保存在数据库中,确保数据的完整性和保密性。

(5)知情同意管理:系统将提供知情同意书,以确保受试者充分了解研究目的和风险。受试者的电子签名将被记录,以证明知情同意的确认。

(6)数据导出:系统将具备生成 Word 文档格式的受试者研究报告的能力,包括量表分数、症状记录和数据采集情况。

(7)研究人员界面:研究人员能够查看和管理受试者的相关信息,包括填写的量表、症状记录和采集的数据。研究人员能够根据需要生成受试者的抑郁障碍分层 CRF 报告,以便进一步的研究分析。

(8)安全和隐私:系统将采取适当的安全措施,包括数据加密和权限控制,以保护受试者数据的安全性和隐私。

根据以上需求,可以将该软件分为三个模块进行实现:

(1)受试者填写模块。目的:此模块旨在为受试者提供一个用户友好的界面,以填写抑郁相关量表和提供症状信息。功能:提供多种抑郁相关的量表供受试者选择填写;提供量表的详细说明和指导,以确保受试者正确理解并回答问题;记录受试者的回答,自动计算并保存量表分数;允许受试者记录他们的抑郁症状,包括情感、行为和身体症状。界面:用户友好的界面,简化受试者填写量表和提供症状信息的过程。

(2)研究员记录模块。目的:此模块旨在提供一个工具,以记录和管理受试者的数据、症状记录和数据采集情况。功能:让研究员查看和编辑受试者的填写量表数据;允许研究员记录受试者的症状情况和数据采集完成情况;提供趋势分析和数据可视化功能,以便更好地了解受试者的状况;管理受试者的基本信息和知情同意状态。界面:研究员界面应提供易于导航和管理受试者数据的功能。

（3）研究员管理模块。目的：此模块旨在为研究员提供一个管理和协调研究的工具，包括受试者信息、报告生成等。功能：允许研究员管理受试者的相关信息，包括基本信息、联系信息等；生成受试者的抑郁障碍分层 CRF 报告，包括量表分数、症状记录和数据采集情况；提供数据导出功能，以便进一步的研究和共享。界面：管理界面应提供管理工具，以协调和监督整个研究项目。

### 5.2.2　软件的结构

软件的结构直观地反映了软件的设计思想和流程，具体如图 5-1 所示。

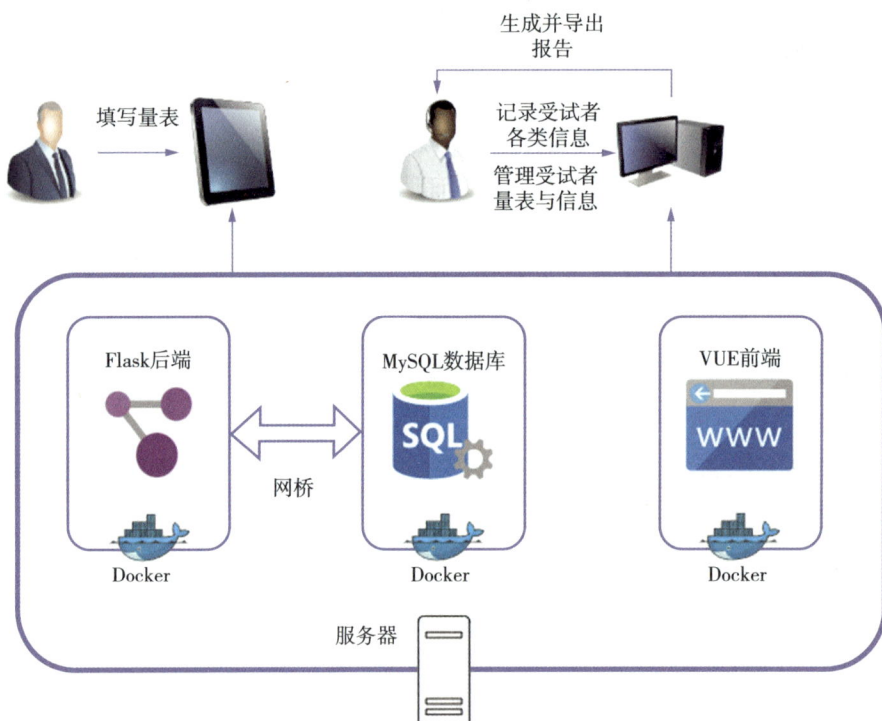

图 5-1　软件的结构

# 第6章 软件实现介绍

软件的实现过程分为四个部分：①根据需求使用 Vue 搭建前端管理平台以及受试者量表、研究员记录表格和知情同意书；②使用 MySQL 设计数据库；③使用 Flask 实现后端接口与前端连接，在后端程序中连接数据库；④使用 Docker 搭建容器，建立网桥连接 Flask 后端容器和 MySQL 数据库容器。

## 6.1 前端实现

登录界面有两个入口——受试者入口和研究人员入口。受试者入口输入受试者编号，即可填写量表。研究员入口输入账号密码，验证无误进入。在 Vue 中导入 form‑create 插件，使用 form‑create‑designer 工具生成量表以及填写提示，生成的量表包含受试者入排标准、人口学资料调查表、PHQ‑9、GAD‑7、贝克抑郁自评量表（BDI）等，设置检查规则，各个量表在提交时不能有未填写的空值。将量表填写的结果以 JSON 数据格式通过 axios 搭建接口请求发到后端。继续使用 Vue 实现研究员记录表格，引入 Element‑UI 来做基础的样式设计。在表格部分，各个表格单独提交，其中生理指标检测表格的填写情况与管理平台绑定，若某部分指标记录未完成，可以在管理平台进行补充。在知情同意书部分，调用画板组件获取研究员与受试者的签名，之后以 base64 编码的形式通过接口请求传到后端，以便在后续生成量表时使用。我们在代码中设定只有在阅读完知情同意书之后才能提交签名。在管理平台部分，我们实现对每个受试者量表以及记录信息的改、查和导出，导出量表选择的方案是在后端生成 Word 文档，通过二进制流从前端下载到本地。

## 6.2 数据库设计与实现

数据库设计了三个表，分别为 list、researcher、testeeInfo。list（见图 6‑1）主要用于关联 researcher、testeeInfo 两个表；researcher（见图 6‑2）以 JSON 格式记录研究员填写的内容以及受试者各项表格填写完成状态；testeeInfo（见图 6‑3）用于记录受试者填写内容，同样以 JSON 格式存储各表中的数据。

| 列名 | 数据类型 | 是否为空 | 数据约束 |
|---|---|---|---|
| list_id | INT | 非空 | 主键，自动递增 |
| testee_id | CHAR(50) | 非空 | 唯一，字符串类型 |
| researcher_id | INT | 非空 | 外键，关联到researcher表的researcher_name字段 |
| center_id | TEXT | 非空 | 字符串类型 |
| testee_name | CHAR(50) | 非空 | 字符串类型 |
| researcher_name | CHAR(50) | 非空 | 外键，关联到researcher表的researcher_name字段 |
| date | DATETIME | 非空 | 默认使用当前时间戳，更新时更新为当前时间 |

图 6 - 1　list 结构

| 列名 | 数据类型 | 是否为空 | 数据约束 |
|---|---|---|---|
| list_id | INT | 非空 | 主键 |
| testee_standard | JSON | 可空 | 字符串类型 |
| p_info | JSON | 可空 | 字符串类型 |
| PHQ | JSON | 可空 | 字符串类型 |
| GAD | JSON | 可空 | 字符串类型 |
| BDI | JSON | 可空 | 字符串类型 |
| t_state | INT | 可空 | 整数类型 |
| summary | JSON | 可空 | 字符串类型 |
| agree_info | JSON | 可空 | 字符串类型 |
| phy_standard | JSON | 可空 | 字符串类型 |
| bad | JSON | 可空 | 字符串类型 |
| end_info | JSON | 可空 | 字符串类型 |
| auditing | JSON | 可空 | 字符串类型 |
| r_state | INT | 可空 | 整数类型 |
| p_flag | INT | 可空 | 整数类型 |

图 6 - 2　researcher 结构

| 列名 | 数据类型 | 是否为空 | 数据约束 |
|---|---|---|---|
| list_id | INT | 非空 | 主键 |
| testee_standard | JSON | 可空 | 字符串类型 |
| p_info | JSON | 可空 | 字符串类型 |
| PHQ | JSON | 可空 | 字符串类型 |
| GAD | JSON | 可空 | 字符串类型 |
| BDI | JSON | 可空 | 字符串类型 |
| t_state | INT | 可空 | 整数类型 |
| summary | JSON | 可空 | 字符串类型 |
| agree_info | JSON | 可空 | 字符串类型 |
| phy_standard | JSON | 可空 | 字符串类型 |
| bad | JSON | 可空 | 字符串类型 |
| end_info | JSON | 可空 | 字符串类型 |
| auditing | JSON | 可空 | 字符串类型 |
| r_state | INT | 可空 | 整数类型 |
| p_flag | INT | 可空 | 整数类型 |

图 6 - 3　testeeInfo 结构

## 6.3　后端实现

后端接口是基于 Python 的 Flask 框架构建的,在收到用户在前端发起的请求时,从数据库中检索相应的数据返回给前端进行展示。

针对量表数据,代码获取传入的 JSON 数据并将其转换为 Python 字典。接着从字典中提取 list_id、standard、p_info、PHQ、GAD 和 BDI 等参数,并对这些参数进行处理,将它们从字符串转换为 JSON 字符串,并存入数据库。

签名保存在服务器上,路径保存在关联表格的 JSON 中,存入数据库。

对于生成 Word 文档格式的报告,我们先准备好 Word 文档模板,对要加入签名的位置用不同的占位符标记,要加入内容的位置使用 Word 文档邮件合并功能的域标记。具体分三步实现:第一步,读取服务器中保存的签名图片,读取 Word 文档,遍历 Word 文档直到读取到占位符,将占位符替换为签名图片;第二步,使用 MailMerge 包对文档模板中不同域名位置进行数值填充;第三步,使用二进制流发送到前端。

## 6.4　软件部署

使用 npm run build 打包前端代码,之后用 Nginx 反向代理前端 Vue 设定进程数以及同时访问的请求数。

使用 Docker Compose 代码定义名为"test-net"的网络,用于将 Docker 服务连接到该网络,为三个 Docker 容器分配 IP 地址。

"vue"容器:9946 端口映射到 80 端口,环境变量 TZ 设置为上海时区。连接"test-net"网络,并分配 IP 地址 172.10.1.2。完成以上配置后,在这一容器中安装前端依赖的环境,并将 Vue 部署在这一容器中。

"backmysql"容器:环境变量 TZ 设置为上海时区。挂载当前目录到/sql 目录,连接"test-net"网络,并分配 IP 地址 172.10.1.5。在这一容器中安装 MySQL,打开 MySQL,新建数据库,导入数据库的 SQL 文件。

"backflask"容器:环境变量 TZ 设置为上海时区。挂载当前目录到/back 目录,连接"test-net"网络,并分配 IP 地址 172.10.1.3。完成之前的配置之后,在这一容器中安装后端依赖的环境,将后端程序放到/back 目录下。完成以上配置后,在/back 目录下运行 Python3 run. py。

# 6.5 软件运行示例

## 6.5.1 研究员登录

输入研究员 ID 和密码登录(见图 6-4),数据库中有一个默认账号 ID:1,密码:12345678。

图 6-4 登录界面

注册新的研究员,输入姓名和密码,如图 6-5 所示。

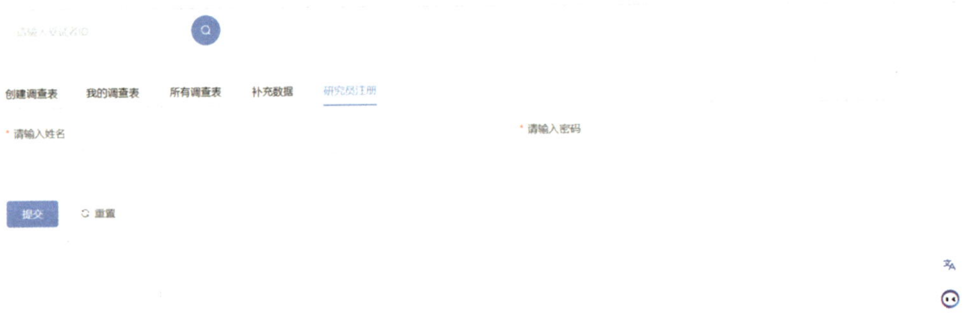

图 6-5 注册界面

生成新的研究员 ID(见图 6-6),重新登录之后开始正式流程。

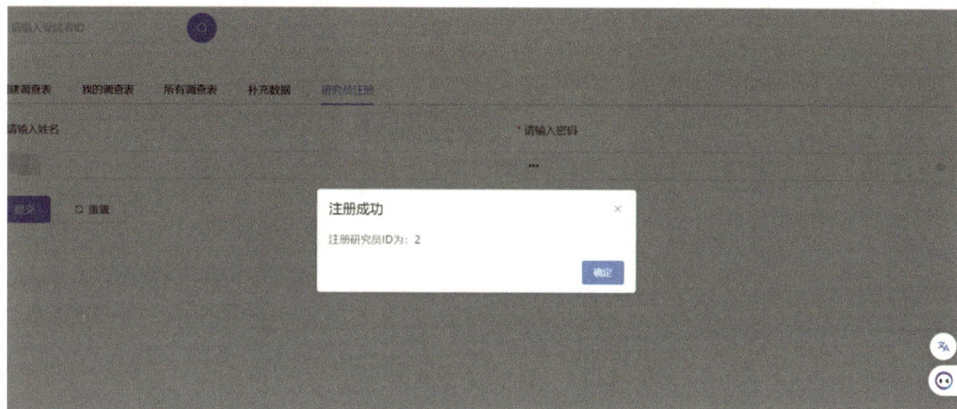

图 6-6　生成 ID

在创建调查表界面输入受试者编码和其他相关信息,生成量表(见图 6-7),注意此处的研究员 ID 与姓名必须与注册时一致。

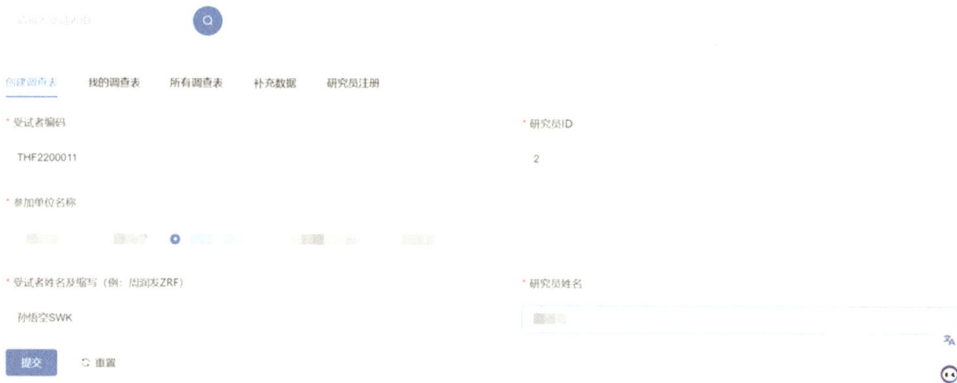

图 6-7　生成量表

量表生成成功(见图 6-8),进入调查表界面(见图 6-9)。

首先让受试者阅读知情同意信息,只有点击了最底部的"确定"之后,知情同意书才允许被提交,完成知情同意书所有签字和填写之后点击"提交数据",如图 6-10、图 6-11 所示。

签署知情同意书之后,再进行受试者量表的填写。

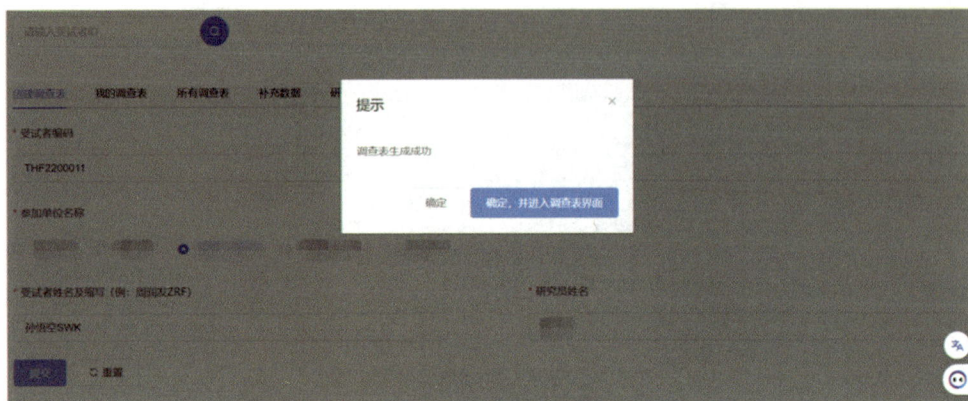

图 6-8　量表生成成功

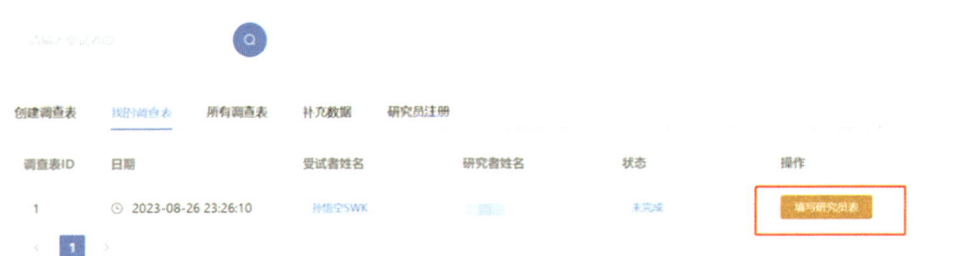

图 6-9　进入调查表

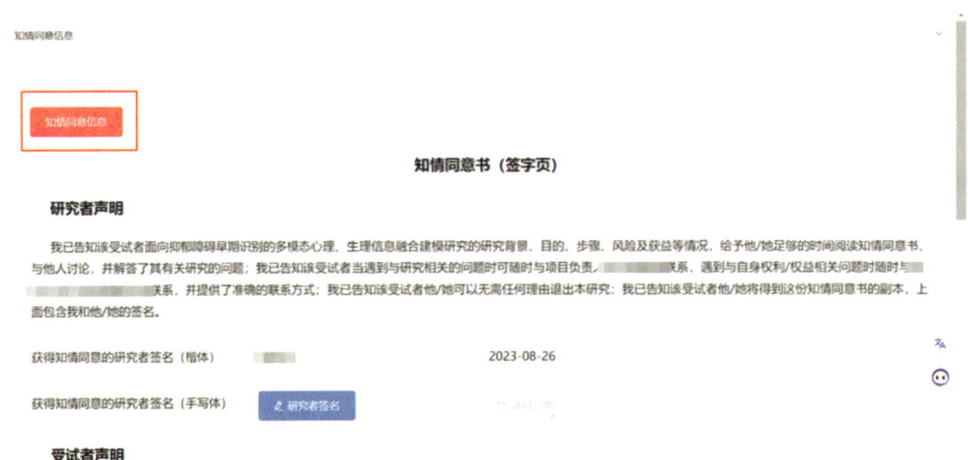

图 6-10　知情同意书

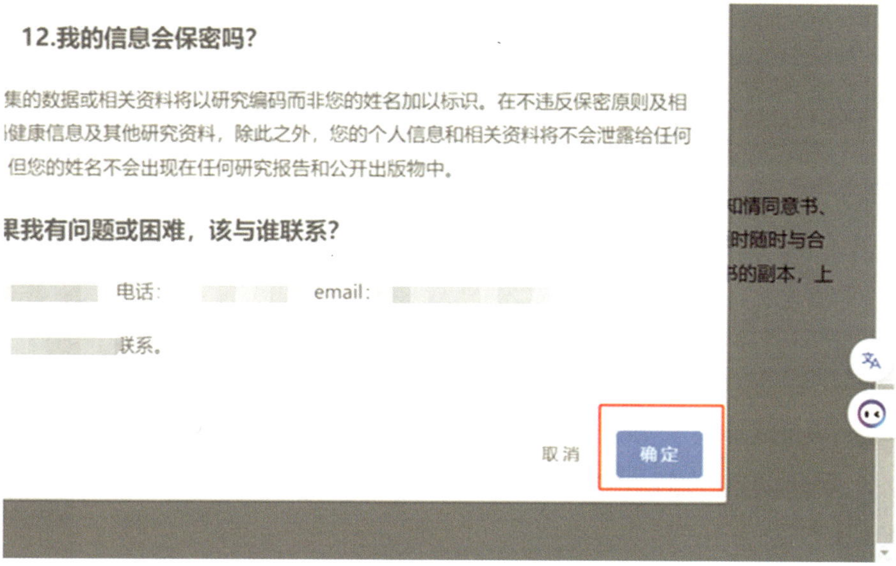

图 6-11　签署确认

受试者项目全部完成之后,研究员继续完成研究员表(见图 6-12)。

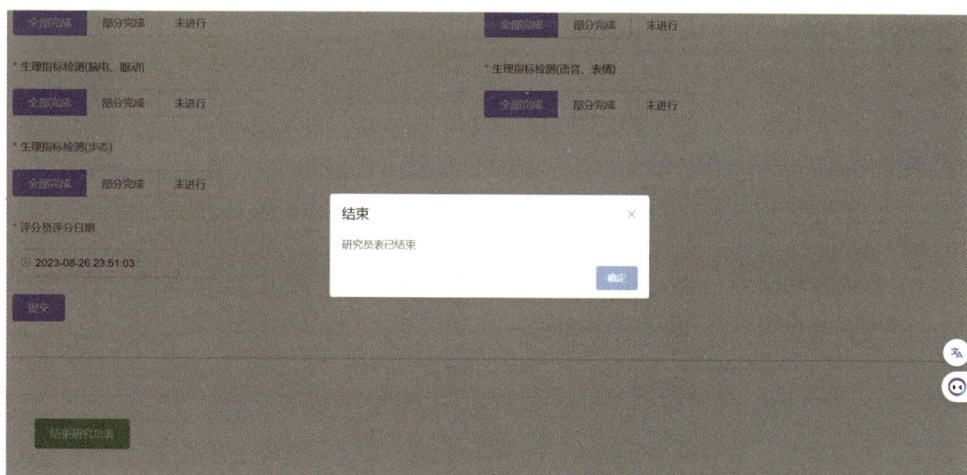

图 6-12　研究员表

在受试者完成量表之后,可以在研究员端查看量表分数,如图 6-13、图 6-14所示。

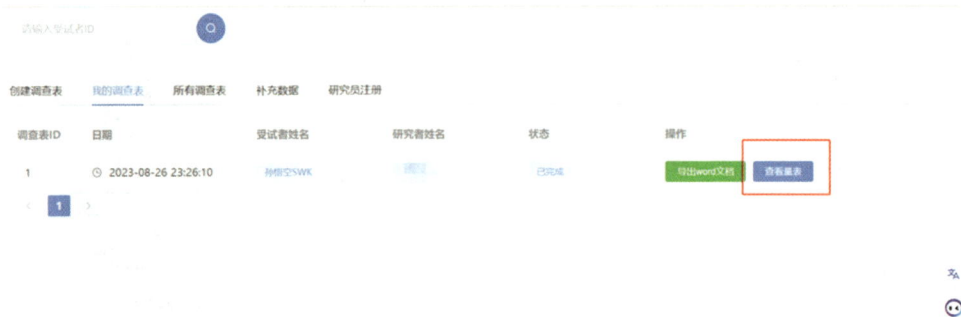

图 6-13 查看量表入口

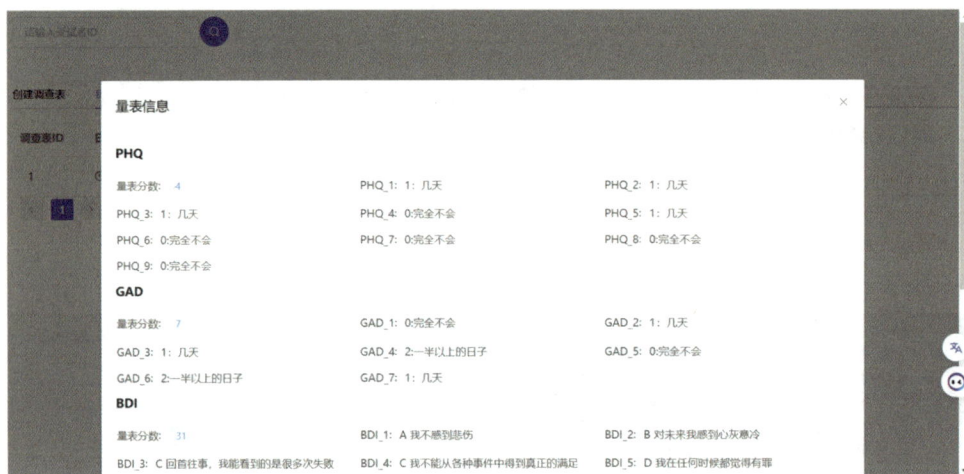

图 6-14 量表分数显示

在受试者和研究员都完成了自己的部分之后,点击"导出 word 文档"可以生成 Word 文档,如图 6-15、图 6-16 所示。

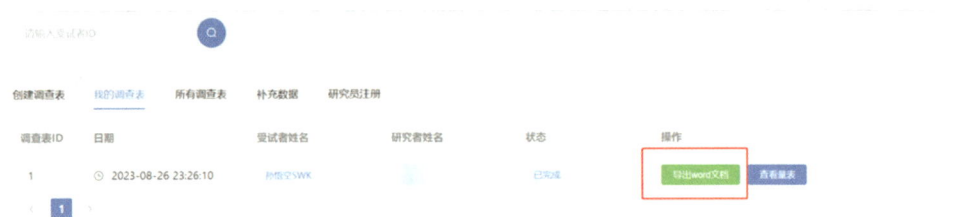

图 6-15 生成 Word 文档

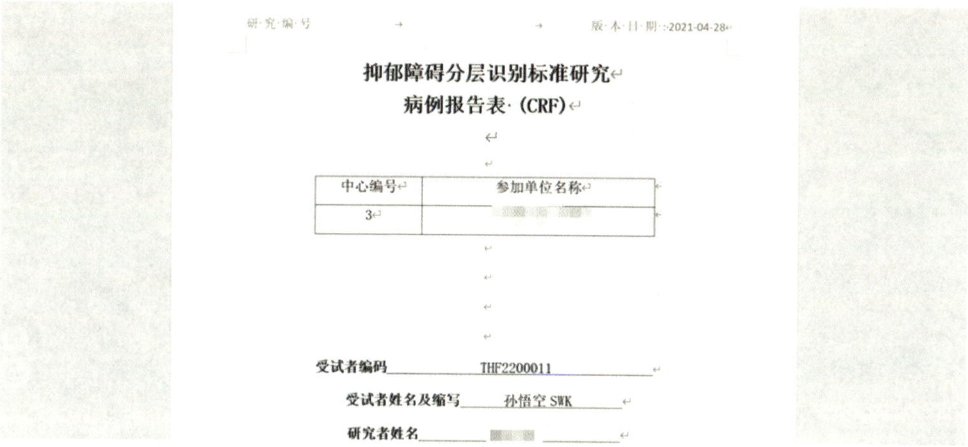

图 6-16　Word 文档显示

## 6.5.2　受试者登录

输入生成量表时定义的编码(见图 6-17),填写问卷完成所有必填项之后,点击"确认"(见图 6-18),如果"确认"无法提交,说明存在必填项没有填写。

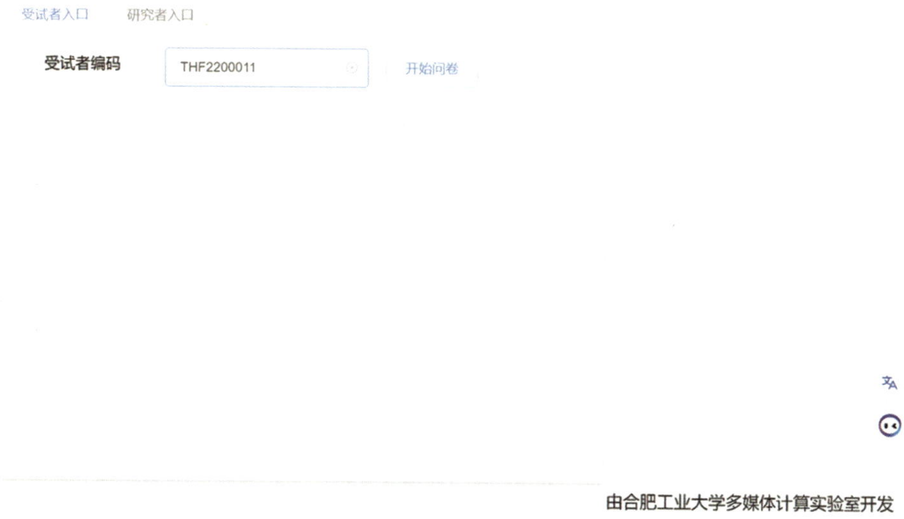

图 6-17　输入编码

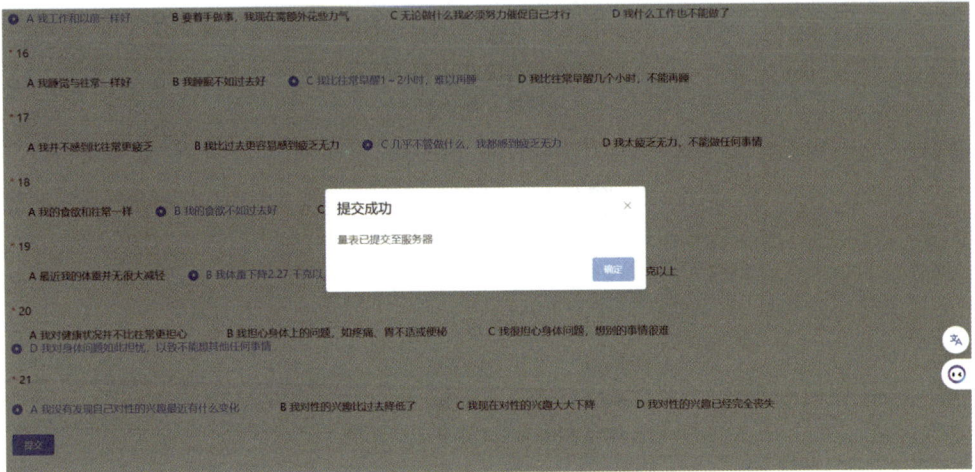

图 6-18　提交量表

本研究在开始实验前保证所有候选参与者都已提供书面知情同意书。入选实验的参与者年龄应限定在 18 岁至 55 岁，所有参与者均需完成健康问卷，以评估他们的健康状况。根据得分，5 分以下被视为无抑郁症状的健康人群，而 5 分及以上则被认定为可能存在抑郁症状的人群。为了确保受试者的适宜性和实验的有效性，我们设定了明确的排除标准。参与者如果具有精神病史、脑部损伤、严重的身体疾病或者具有严重自杀倾向，将不予纳入。对于非抑郁对照组的候选人，一旦本人或家族有精神障碍历史，也将被排除。其他排除条件：过去一年中存在酒精或药物滥用或依赖、怀孕或哺乳期妇女以及正在服用避孕药的女性。该实验计划分为五轮进行，每轮将招募 400 名符合条件的受试者。为确保受试者的健康状态持续符合实验要求，他们在每轮实验开始前需重新填写量表。

## 6.5.3　实验

本研究通过运用多种行为和生理测量技术，旨在对学生人群中处于抑郁阈下的个体进行心理及生理评估。及时识别并进行早期干预能显著减少抑郁障碍高风险人群的发病率和相关疾病负担，然而，获取高质量的精神障碍患者的生理数据存在挑战。为此，我们构建了一个针对精神障碍分析的多模态开放数据集，该数据集汇集了数百名在校学生的脑电信号数据、语音特征、步态分析及眼动追踪数据。

## 1. 三导脑电实验

鉴于脑前额叶与情绪处理、精神障碍之间存在密切的相关性,本研究采用了三电极脑电信号采集方法。此设计精心选取了位于前额叶区域的三个电极——Fp1、Fpz 和 Fp2,位置在图 6-19 中的脑前额叶点和左右乳突点(耳后硬块的突起处,紧密贴连)。

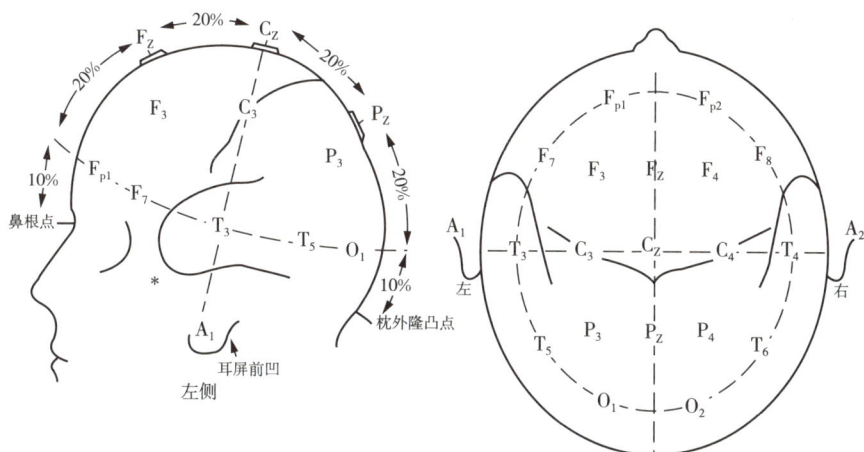

图 6-19　国际 10-20 导联系统

本实验主要任务如下:

(1)静息态实验中参与者在安静的环境中佩戴耳机,但不接受任何声音刺激,以便记录其 90 s 的脑电活动;

(2)刺激态实验中参与者仍佩戴耳机,但此时将接收特定的声音刺激,并记录其在接受刺激 144 s 内的脑电活动反应。

## 2. 语音表情实验

语音表情实验主要分为两个部分:多媒体观察与语音互动分析。在多媒体观察阶段,实验参与者将被引导观看一系列经过精心筛选的视频片段。这些视频根据情绪内容被分为积极、中性以及消极三个主要维度,目的是触发参与者的特定情绪反应。之后,研究进入语音互动分析阶段,该阶段包含文本朗读和语音问答两个环节。文本朗读要求参与者阅读指定的文段,而在语音问答中,将向参与者提出 15 个问题等待其回答。

### 3. 眼动实验

在眼动实验中，参与者被邀请观看一段时长为 295 s 的视频。此视频经过特别设计，涵盖了积极、中性以及消极三大情绪维度，旨在引发参与者的多样情绪反应。为了精确地记录参与者在观影过程中的眼动模式、面部表情变化以及视觉焦点，实验将重点收集以下三种关键数据类型：左右眼的眼动追踪数据、面部表情的变化数据以及注视点的位置数据。综合分析这三类数据可以深入理解不同情绪状态下个体的视觉注意力分布、情绪表达及眼动特征。

### 4. 步态实验

在步态实验中，参与者被要求从指定的起点走到终点，然后返回，共完成两个往返。此过程中，为了深入分析参与者的步态特征，实验的数据收集重点放在以下几个方面：

（1）骨架点的信息。使用先进的运动捕捉技术来记录参与者步行时身体各关键骨架点的位置、方向和颜色，这些数据对于理解步态的变化及其对行走效率的影响至关重要。

（2）深度相机拍摄的图片。深度相机将被用来捕捉参与者步行时的三维空间信息，分析这些深度信息能够更准确地测量步长、步高等参数，并评估步态的空间特征。

（3）红外相机拍摄的图片。红外相机拍摄将帮助我们在不同光照条件下稳定并准确地追踪参与者的动作，保证数据的连续性和一致性。

（4）录制的视频。全程视频录制旨在捕捉参与者行走的整体过程，提供一个更为直观的步态动态观察视角。视频资料将用于后期详细分析，辅助其他数据点的解释和验证。

## 6.5.4 实验设备

### 1. 脑电设备

三导脑电精神状态评估系统由三导脑电采集设备和装有评估软件的电脑构成，采样频率为 250 Hz。三导脑电采集设备由前额硅胶软带、弹性发带、脑电传感器和一次性贴片电极构成（分为 A、B 两种电极），需要导电膏和生理盐水配合使用。三导脑电采集设备各部分组成如图 6-20 所示，其中 A 为前额硅胶软带，B 为脑电传感器，C 为弹性发带，D 为一次性贴片电极（A），E 为一次性贴片电极（B）。

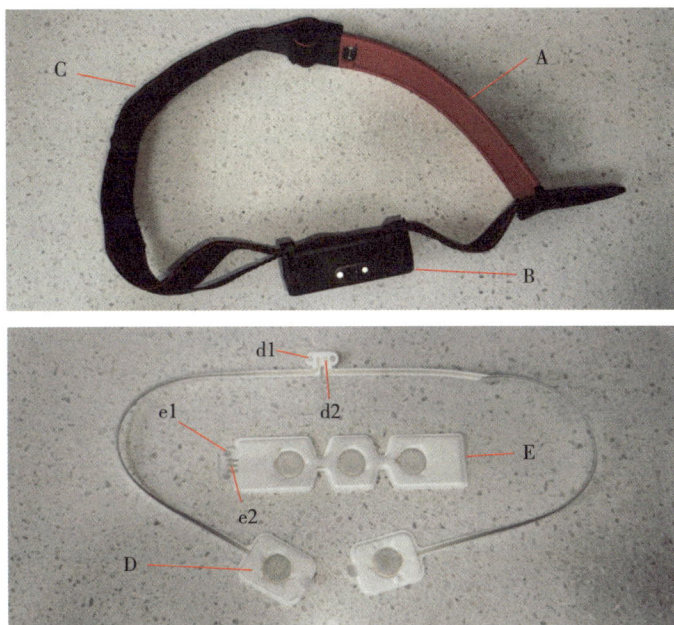

图 6 - 20　三导脑电采集设备各部分组成

## 2. 语音表情设备

实验在安静、清洁、隔音、无电磁干扰的室内进行。实验过程中,实验室环境噪声必须小于 60 dB。用于录音的设备是 RODE NTG3(麦克风)和雅马哈 UR - RT4(声卡),采样率为 44.1 kHz,采样深度为 24 位。视频采集设备是澳威影维海德 VHD - V60。音频的保存格式为 MKA 格式,视频保存的是 MKV 格式。

整个实验持续了大约 25 min。在录制过程中,受试者被要求不要触摸任何设备,并保持嘴与麦克风之间约 20 cm 的距离。每名受试者被邀请在舒适的椅子上完成所有实验任务。环境噪声信号要求在 60 dB 以下,以防止干扰受试者的音频信号。

## 3. 眼动设备

实验在光线适宜、噪声小、无干扰的环境下进行。眼动设备如图 6 - 21 所示,该设备由兰州大学开发。PL 和 PR 位置分别为左眼和右眼前方配置瞳孔摄像头,W 为记录参与者注视区域数据摄像头。表情数据放置在显示器上方进行录制。

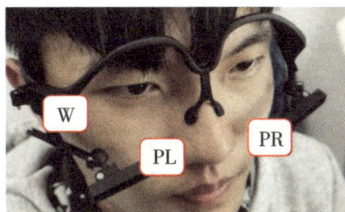

图 6 - 21　眼动设备

#### 4. 步态设备

步态数据采集系统由一台定制数据采集主机辅以 6 个深度体感摄像头(Kinect V2,正负向各 3 枚覆盖 10 m 步道范围)组成。各 Kinect 由穿过吊顶的支架悬挂于天花板下方,与水平线之间角度为 35°~45°(见图 6 - 22)。每个摄像头发出的对应颜色的色块标记其朝向及视角,地面上与摄像头相应颜色表示其有效提取骨架范围。受限于数据线的长度,数据采集主机放置在整个步道的中间位置。

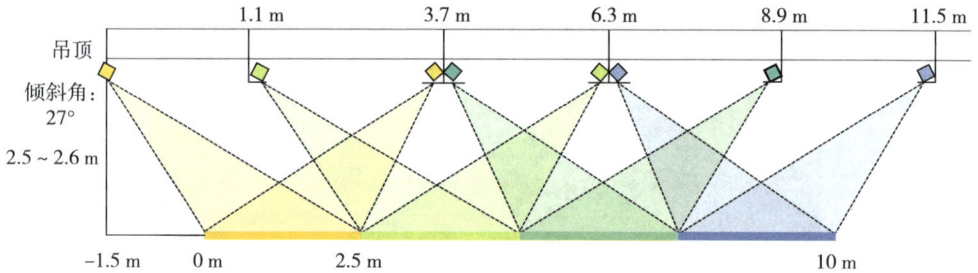

图 6 - 22　步态采集设备

### 6.5.5　实验范式

#### 1. 三导脑电实验

在一个没有噪声和强磁场的房间里,参与者一直闭着眼睛放松,直到观察到他们的脑电信号相对稳定。首先采集的是被试者的静息状态脑电信号,参与者在安静的环境中戴上耳机进行实验,此时不会有任何声音刺激,以记录 90 s 的脑电活动。接着进行刺激状态的采集,这一任务要求参与者戴上耳机,接受特定的声音刺激,记录 144 s 内的脑电活动反应。

#### 2. 语音表情实验

实验有 5 个固定顺序的部分:视听欣赏部分、音频部分、视频欣赏部分、文本朗读部分和语音问答部分。文字材料显示在电脑屏幕上,参与者被要求按照说明完成实验。

##### 1)视听欣赏部分

视听欣赏部分会播放 4 组图片,同时配以音乐,需要被试者观看。每一组包含两张图片加音频(见图 6 - 23),图片来源于国际情绪图片系统(IAPS),包括快乐(正)、中性(中)、悲伤(负)、惊恐(负)等表情图片。每张图片展示时间为 15 s,图片最大值为高 13.5 cm、宽 12 cm。

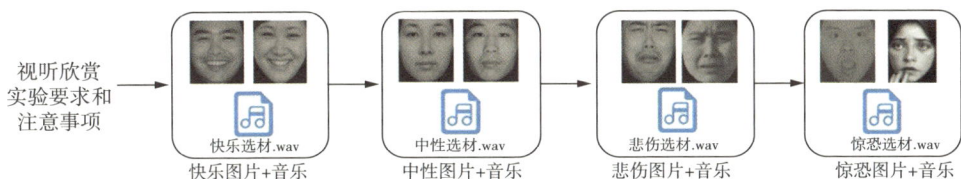

图 6 - 23　图片＋音乐刺激实验范式

### 2）音频部分

音频部分共包含 9 段不同的音频（见图 6 - 24），分为高频、中频、低频 3 组，每组都有 3 段音频，每段音频 15 s，组内音频不间断播放，组间音频之间有 5 s 的间隔时间，总时长为 145 s。

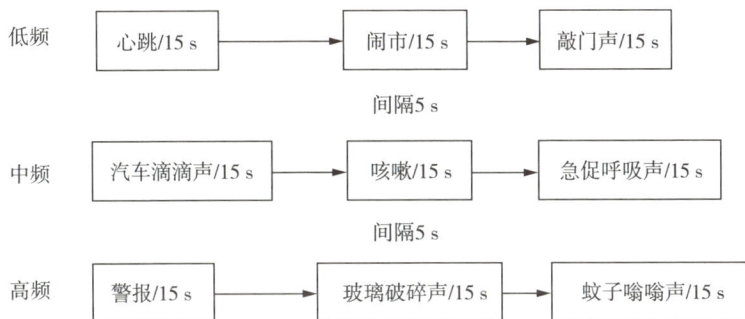

图 6 - 24　音频刺激实验范式

### 3）视频欣赏部分

视频欣赏部分会播放 3 段视频（见图 6 - 25），每段时间不同，视频内容包含积极（正）、中性（中）及消极（负）等情绪维度，以正、中、负的顺序播放，视频片段之间间隔 5 s。

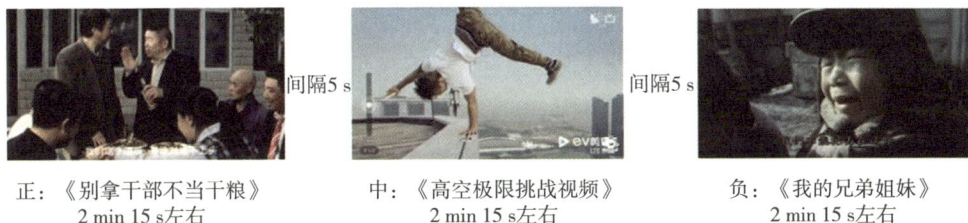

正：《别拿干部不当干粮》 2 min 15 s 左右　　中：《高空极限挑战视频》 2 min 15 s 左右　　负：《我的兄弟姐妹》 2 min 15 s 左右

图 6 - 25　视频刺激实验范式

### 4)文本朗读部分

文本朗读部分会显示一段文字,被试者需要先浏览文字,然后开始朗读文字。文字内容为一段消极情绪的文本。

### 5)语音问答部分

语音问答部分包含 10 个问题,有积极、中性和消极的含义。这些问题来自 DSM-IV 和一些该领域经常使用的抑郁量表。例如,"如果你有一个假期,请描述你的旅行计划""你有什么害怕的事情""你感觉如何""你如何评价自己"。

### 3. 眼动实验

准备阶段:向参与者介绍实验流程,确保其了解实验目的;调整参与者的坐姿和设备,使其舒适且正对屏幕,确保摄像头能准确捕捉到眼动和表情数据;进行设备校准,特别是瞳孔摄像头,以保证数据采集的精确度。

观看视频:指导参与者放松并专注于屏幕,观看整段 295 s 的视频内容,视频播放期间,三款摄像头同步工作,实时记录参与者的眼动、面部表情以及注视区域数据。

数据采集:采集左右眼睛数据(PL 和 PR),实时记录瞳孔变化和眼球运动,包括瞳孔大小的变化、注视点、眼睛的快速移动等信息;采集面部表情数据(F),捕捉参与者面部的微小动作变化,如微笑、皱眉、惊讶等,从而反映其对视频内容的情绪反应;采集注视区域数据(W),确定参与者的视觉关注焦点,记录其在屏幕上注视的具体位置和时间,以分析其对不同情绪维度内容的关注程度。整个过程持续时间为 295 s。

### 4. 步态实验

在步态分析实验中,参与者被指定从初始位置行走至指定终点位置,随后再返回至起始点,整个过程共完成两个往复周期。

## 6.5.6 数据记录

### 1. 脑电记录

脑电文件以 csv 格式存储,文件命名格式为"时间+采集编号+姓名+年龄+性别+状态"。每个受试者都有两个文件,分别代表静息态和刺激态两种状态。

### 2. 语音表情记录

语音表情包含音频文件和视频文件。音频文件以 mka 文件格式存储在 audio 文件夹下,视频文件以 mkv 格式存储在 video 文件夹下。语音表情总共包含 26 个音频文件和 26 个视频文件,分别对应采集的 26 个片段。

### 3. 眼动记录

眼动实验中每名受试者都有 12 个文件:eye0. model 和 eye1. model 代表被试者的左右眼追踪信息;face_capture. mp4 和 face. mp4 记录被试者的表情视频信息;left_eye_capture. mp4 和 right_eye_capture. mp4 表示左右眼的视频信息;left eye_x. model、lefteye_y. model、righteye_x. model 和 righteye_y. model 表示左右眼两个不同方向上($x$ 轴和 $y$ 轴)的移动数据;world_capture. mp4 记录被试者注视区域数据;info. yaml 记录实验的基本信息。

### 4. 步态记录

步态实验中每名受试者一共包含 6 个文件夹,分别存储每个摄像头记录的数据。每个文件夹下包含 7 个文件:bgr. avi 文件记录被试者的步态视频信息;bone. zip 记录被试者步态的骨架点的图片信息,图片以 JPG 格式存储;depth. zip 记录深度相机拍摄的图片,图片以 PNG 格式存储;infrared. zip 记录红外相机拍摄的图片,图片以 PNG 格式存储;kinect bone orient. tex、kinect bone. txt 和 kinect color. txt 记录了骨架点的位置、方向和颜色。

# 参 考 文 献

[1] MA X,YANG H,CHEN Q,et al. Depaudionet:An efficient deep model for audio based depression classification[C]//Proceedings of the 6th international workshop on audio/visual emotion challenge,2016:35 - 42.

[2] OTHMANI A,KADOCH D,BENTOUNES K,et al. Towards robust deep neural networks for affect and depression recognition from speech[C]// Pattern Recognition. ICPR International Workshops and Challenges:Virtual Event, January 10 - 15, 2021, Proceedings, Part II. Springer International Publishing,2021:5 - 19.

[3] REJAIBI E,KOMATY A,MÉRIAUDEAU F,et al. MFCC-based recurrent neural network for automatic clinical depression recognition and assessment from speech[J]. Biomedical Signal Processing and Control,2022,71:103107.

[4] VALSTAR M,GRATCH J,SCHULLER B,et al. Avec 2016:Depression, mood,and emotion recognition workshop and challenge[C]//Proceedings of the 6th international workshop on audio/visual emotion challenge,2016:3 - 10.

[5] ALHANAI T,GHASSEMI M M,GLASS J R. Detecting Depression with Audio/Text Sequence Modeling of Interviews[C]//Interspeech,2018:1716 - 1720.

[6] WILLIAMSON J R,GODOY E,CHA M,et al. Detecting depression using vocal,facial and semantic communication cues[C]//Proceedings of the 6th International Workshop on Audio/Visual Emotion Challenge,2016:11 - 18.

[7] LAM G,DONGYAN H,LIN W. Context-aware deep learning for multi-modal depression detection [C]//ICASSP 2019—2019 IEEE international conference on acoustics,speech and signal processing (ICASSP). IEEE,2019:3946 - 3950.

[8] MILINTSEVICH K,SIRTS K,DIAS G. Towards automatic text-based estimation of depression through symptom prediction [J]. Brain Informatics, 2023,10(1):1 - 14.

[9] NIU M,CHEN K,CHEN Q,et al. Hcag:A hierarchical context-aware graph attention model for depression detection[C]//ICASSP 2021—2021 IEEE international conference on acoustics,speech and signal processing (ICASSP). IEEE, 2021:4235 – 4239.

[10] ROHANIAN M,HOUGH J,PURVER M. Detecting Depression with Word-Level Multimodal Fusion[C]//Interspeech,2019:1443 – 1447.

[11] GUO Y,ZHU C,HAO S,et al. A topic-attentive transformer-based model for multimodal depression detection [J]. arXiv preprint arXiv: 2206. 13256,2022.

[12] LI M,XU H,LIU W,et al. Bidirectional lstm and attention for depression detection on clinical interview transcripts[C]//2022 IEEE 10th International Conference on Information, Communication and Networks ( ICICN ). IEEE, 2022:638 – 643.

[13] AGARWAL N,DIAS G,DOLLFUS S. Agent-based splitting of patient-therapist interviews for depression estimation[C]//Empowering Communities:A Participatory Approach to AI for Mental Health,2022.

[14] ROTTENBERG J. Mood and emotion in major depression[J]. Current Directions in Psychological Science,2005,14(3):167 – 170.

[15] DEVAULT D,ARTSTEIN R,BENN G,et al. SimSensei Kiosk:A virtual human interviewer for healthcare decision support[C]//Proceedings of the 2014 international conference on Autonomous agents and multi-agent systems, 2014:1061 – 1068.

[16] RAY A,KUMAR S,REDDY R,et al. Multi-level attention network using text,audio and video for depression prediction[C]//Proceedings of the 9th international on audio/visual emotion challenge and workshop,2019:81 – 88.

[17] SHEN Y,YANG H,LIN L. Automatic depression detection:An emotional audio-textual corpus and a gru/bilstm-based model[C]//ICASSP 2022—2022 IEEE International Conference on Acoustics, Speech and Signal Processing (ICASSP). IEEE,2022:6247 – 6251.

[18] GONG Y,POELLABAUER C. Topic modeling based multi-modal depression detection [C]//Annual Workshop on Audio/Visual Emotion

Challenge,2017:69 - 76.

[19] JIA Z Y, LIN Y F, CAI X Y, et al. SST-Emotionnet: Spatial-spectral-temporal based attention 3d dense network for EEG emotion recognition [C]//ACM International Conference on Multimedia,2020:2909 - 2917.

[20] PANG Y S, ZHAO Y X, LI D S. Graph pooling via coarsened graph infomax [C]//International ACM Conference on Research and Development in Information Retrieval,2021:2177 - 2181.

[21] SAITO K, KIM D, SCLAROFF S, et al. Semi-supervised domain adaptation via minimax entropy[C]//IEEE Conference on Computer Vision and Pattern Recognition,2019:8050 - 8058.

[22] GANIN Y, USTINOVA E, AJAKAN H, et al. Domain-adversarial training of neural networks [J]. Journal of machine learning research, 2016, 17(59):1 - 35.

[23] CHEN L, CHEN H A, WEI Z X, et al. Reusing the task specific classifier as a discriminator: Discriminator-free adversarial domain adaptation[C]//IEEE Conference on Computer Vision and Pattern Recognition,2022:7181 - 7190.

[24] ROY S, KRIVOSHEEV, ZHONG Z, et al. Curriculum graph co-teaching for multi-target domain adaptation[C]// IEEE Conference on Computer Vision and Pattern Recognition,2021:5351 - 5360.

[25] HAQUE A, GUO M, MINER A S, et al. Measuring depression symptom severity from spoken language and 3D facial expressions[J]. arXiv preprint arXiv:1811. 08592,2018.

[26] WANG X, ZHU M Q, BO D Y, et al. AM-GCN: Adaptive multi-channel graph convolutional networks[C]//Proceedings of International conference on knowledge discovery & data mining, 2021:1243 - 1253.

[27] YANG J, NIU J, ZENG S, et al. Resting state EEG based depression recognition research using voting strategy method[C]//2018 IEEE international conference on bioinformatics and biomedicine (BIBM). IEEE,2018:2666 - 2673.